Sumário

ALÉM DO NANA NENÊ

GARY EZZO E ROBERT BUCKNAM

ALÉM DO NANA NENÊ

COMO INICIAR O APRENDIZADO E A DISCIPLINA
A PARTIR DOS SEIS MESES DE VIDA DO BEBÊ

Traduzido por CECÍLIA ELLER

2ª edição ampliada

mundocristão
São Paulo • Lisboa

Dados Internacionais de Catalogação na Publicação (CIP)
(Câmara Brasileira do Livro, SP, Brasil)

Ezzo, Gary
Além do nana nenê / Gary Ezzo, Robert Bucknam; traduzido por Cecília Eller. — 2. ed. ampl. — São Paulo: Mundo Cristão, 2013.

Título original: On Becoming Babywise Book Two.
Bibliografia

1. Crianças 2. Crianças — Criação 3. Crianças — Cuidados 4. Crianças — Desenvolvimento 5. Pais e filhos I. Bucknam, Robert. II. Título.

12-13531 CDD-649.122

Índice para catálogo sistemático:
Crianças : Aprendizado e disciplina : Educação doméstica 649.122
Categoria: Educação

Publicado no Brasil com todos os direitos reservados por:
Editora Mundo Cristão
Rua Antônio Carlos Tacconi, 79, São Paulo, SP, Brasil, CEP 04810-020
Telefone: (11) 2127-4147
www.mundocristao.com.br

1ª edição: janeiro de 2007
2ª edição ampliada: julho de 2013

Dedicado a:
Robyn e Gary Vander Weide
Dois pontos de luz brilhando forte,
Dois amigos caminhando juntos

Agradecimentos

Somos gratos pela ajuda de muitos colegas de trabalho do passado e do presente, incluindo Tim e Patricia Lentz, Scott e Theresa McLeod, David e Cynthia Iglesias, Tiana Wendelburg e Sharon Augustson. Todos eles foram fundamentais para o sucesso deste livro. Também gostaríamos de agradecer a contribuição de Connie Lamoureux na narrativa sobre desenvolvimento da linguagem (Anexo 1), de Nancy Martin e da ilustradora Yvonne Wilber pelo auxílio na parte de treinamento em língua de sinais. Agrademos as recentes contribuições editoriais de Tommye Gadol, Paige Hunter e Allicin Morimizu, as quais estimamos e apreciamos muito.

É preciso talento para explicar o funcionamento do cérebro de um bebê e como os pais podem influenciar profundamente as formas avançadas de aprendizado em seus filhos pequenos. As muitas referências ao cérebro em desenvolvimento do bebê foram feitas com o auxílio do dr. Robert Turner, amigo de longa data e consultor médico. A dedicação de tempo e atenção do dr. Turner, neurologista pediátrico, ao crescente corpo de pesquisas e descobertas em neurociência beneficiará nossos leitores por várias gerações. Encontramos outro recurso valioso na figura do dr. Alan Furness, amigo que deu as recomendações sobre o cuidado odontológico apropriado para bebês. Também gostaríamos de estender nosso agradecimento de coração a Rich e Julie Young, Greg e Tara Banks, Shawn e Connie Wood pelas várias ideias e sugestões práticas que tornaram *Além do nana nenê* relevante para o dia a dia.

Prefácio

Por ser pediatra, o crescimento saudável das crianças é a preocupação central de minha prática médica. Por definição, "saudável" significa mais do que um exame positivo de ouvido, nariz e garganta — também inclui aptidão emocional, física, moral e cognitiva. Envolve proporcionar ao bebê o melhor ambiente para crescer, desenvolver-se e alcançar seu pleno potencial a cada etapa de desenvolvimento.

Em nosso primeiro livro, *Nana, nenê*, apresentamos uma série de verdades claras relacionadas ao cuidado de bebês, começando com o fato de que eles prosperam com a ordem, a rotina e a previsibilidade. Os benefícios dessas "virtudes de criação" são evidentes e facilmente confirmadas por meio dos resultados extraordinários demonstrados no crescimento sadio, na atenção durante os períodos de ficar acordado, no estado de alerta cognitivo e na formação de hábitos saudáveis de sono noturno e de ótimas sonecas ao longo do dia. No entanto, tais resultados não devem ser vistos como troféus do passado, mas, sim, como um firme alicerce para o futuro. Aquilo que foi conquistado até aqui é apenas uma parcela do que deve ser realizado durante a próxima grande transição: cuidar de seu bebê dos 5 aos 12 meses de vida.

Essa é uma etapa incrível e empolgante na vida do bebê, em parte porque ele atinge um nível de alerta no qual começa a interagir intencionalmente com pessoas, lugares e objetos que fazem parte de seu mundo em desenvolvimento. Também é uma época de grande expansão cognitiva, na qual ele passa, literal e propositadamente, a tomar "decisões de bebê", que começam a dar forma aos padrões de aprendizado. De igual modo, é um tempo em que as ações e reações dos pais causam impacto profundo nessas "decisões de bebê". É por isso que cuidar de uma criança durante a segunda metade de seu primeiro ano de vida sai da categoria de maravilhosamente simples e passa a ser desafiador e complexo.

Como a mãe e o pai leitores de *Nana, nenê* devem abordar a próxima transição de crescimento? Com certeza, não será abandonando aquilo que proporcionou tanto sucesso: a rotina do bebê. À medida que o bebê cresce, suas necessidades básicas nutricionais, cognitivas, emocionais e de sono não mudam; mas *como* tais necessidades devem ser atendidas no dia a dia, sim. Isso acontece porque o bebê nunca estaciona, mas continua a crescer, mudando de uma fase para a outra. Enquanto cada transição de crescimento ocorre, é preciso fazer ajustes à rotina de comer – ficar acordado – dormir, a fim de continuar atendendo às necessidades em transformação e cada vez mais complexas.

O que os pais precisam saber sobre as mudanças e os desafios que os aguardam logo mais à frente? Em *Além do nana nenê*, unimos os pontos entre o passivo mundo dos recém-nascidos e a multiplicidade de fatores de crescimento que emergem durante a segunda metade do primeiro ano de vida. Quanto mais os pais compreendem as transições multifacetadas da primeira infância, mais confiantes se tornam para lidar com o mundo novo do bebê. Aproveite a jornada!

Dr. Robert Bucknam

Introdução

É hora de encarar a realidade! Você está há pelo menos quatro meses na jornada de cuidar de seu bebê e as complexidades do processo de educação começam a se multiplicar. Enquanto o bebê cresce fisicamente, a mente dele está se adaptando, cada vez mais consciente das novas visões e sensações, dos novos sons e relacionamentos. Agora ele está mais atento para interagir com o universo material. Fique de olho: grandes mudanças estão prestes a acontecer no mundo dele e no seu também!

A preservação da ordem e da estrutura que proporcionaram segurança ao dia do bebê, sono tranquilo durante a noite e estabilidade em seu lar continuam a ser prioridades-chave, mas agora elas precisam ser analisadas usando a nova ótica do desenvolvimento. Por exemplo, a hora de comer se torna mais do que uma reação biológica desencadeada pelo reflexo de sucção. Para o bebê de 5 meses, as refeições se transformam numa interação complexa e consciente entre ele e os pais, a comida e a bebida, suas preferências e necessidades, os gostos e desgostos, o que se pode e o que não se pode fazer!

É também nessa época que os comportamentos e as reações da hora de ficar acordado começam a se encaixar nas categorias de seguro ou perigoso, certo ou errado, e serão incentivados ou desencorajados a partir da reação da mãe e do pai. A educação para incentivar o comportamento adequado e desestimular o comportamento errado será o foco da atenção dos pais durante os próximos sete meses. Todas as horas de comer, ficar acordado e dormir proporcionam à mãe e ao pai diversas oportunidades intrínsecas para demonstrar sabedoria, orientação e paciência. *Além do nana nenê* está aqui para ajudar você nesse período crucial.

Há algumas questões referentes à terminologia que gostaríamos de abordar. Em *Nana, nenê*, o primeiro livro desta série, introduzimos o conceito de Alimentação Orientada pelos Pais (AOP). Em *Além do nana nenê*, quando falarmos sobre o bebê AOP, estaremos nos referindo ao bebê criado sob a influência dos princípios de *Nana, nenê*. O leitor também se deparará com a expressão "meses de transição da primeira infância". Ela se refere ao amplo período de desenvolvimento entre 5 e 12 meses de idade. Ao ler cada capítulo, você observará que usamos o gênero masculino na maioria das ilustrações. Isso foi feito por questões de conveniência. Os princípios, é claro, funcionam tão bem para as meninas quanto para os meninos.

Muitas experiências recompensadoras aguardam você e sua família ao entrarem nesta fase empolgante de cuidado dos filhos. Aproveite cada momento precioso!

Gary Ezzo

SEÇÃO 1

Seu bebê dos 5 aos 8 meses

1

Comece certto

COMECE CERTO É MAIS DO que o título de um capítulo; trata-se de uma filosofia decisiva e de um *slogan* de treinamento repetido ao longo do livro. Incentivamos os pais a *começar certo* durante os *meses de transição da primeira infância* (5 a 12 meses), pois esse é um período crítico para a formação e a adaptação do cérebro. Trata-se de uma época em que os pais imprimem, de maneira intencional ou não, padrões de aprendizado que permanecerão com a criança por vários anos. Uma vez que o crescimento e o desenvolvimento ocorrem em etapas, e cada experiência toma como base a anterior, é essencial que os primeiros padrões de aprendizado sejam corretos — portanto, *comece certo!*

Por onde os pais devem começar? Em *Nana, nenê*, afirmamos nossa crença fundamental de que o bebê, cuja vida frágil é orientada por uma rotina previsível de comer – ficar acordado – dormir, tende a apresentar um desempenho excelente se comparado ao bebê que não conta com a mesma orientação. A mesma crença guia esta obra. Os princípios de comer – ficar acordado – dormir que governaram os primeiros 5 meses continuarão durante os sete meses seguintes. Contudo, nesses meses posteriores, novas variáveis de crescimento entram em cena, exigindo um novo nível de discernimento e administração dos pais, a fim de se adaptarem às mudanças.

Pense, por exemplo, na alimentação. Quando o bebê chega aos 5 ou 6 meses de idade, o mingau de arroz costuma ser introduzido em sua alimentação. À primeira vista, o passo de dar mingau parece bem simples. A mãe pega um pouco de cereal em pó, mistura com um pouco de leite materno ou artificial, coloca uma colherinha na boca do bebê e pronto. Bem, não exatamente! A hora de comer deixa de ser um simples impulso biológico desencadeado pelo reflexo de sucção. Para o bebê de 6 meses, a refeição se transforma numa interação complexa e consciente entre ele e os pais, as comidas e bebidas, as preferências e necessidades, os gostos e desgostos — tudo isso aliado ao que se pode e o que não se pode fazer!

A hora de ficar acordado deixa de ser um momento passivo, em que o recém-nascido imóvel observa o mundo a partir de seu cobertor. Depois que o bebê começa a se movimentar, a mãe e o pai precisam ir atrás dele para mantê-lo em segurança. O que torna essa fase empolgante e, ao mesmo tempo, desafiadora, são as mudanças multifacetadas de crescimento que ocorrem semana após semana.

Uma fase, dois ajustes

No "tempo do bebê", o crescimento e desenvolvimento que ocorrem entre os 5 e os 12 meses são estarrecedores. As mudanças são tantas e tão substanciais que a fase é mais bem dividida em dois períodos menores de ajustes. Primeiro ocorrem os ajustes iniciais de alimentação por volta dos 5 ou 6 meses de idade, que incluem a introdução de alimentos sólidos. À medida que as refeições se tornam mais complexas, os momentos de ficar acordado começam a se estender. Períodos maiores de ficar acordado exigem mais planejamento e supervisão. Eles também afetam o número de sonecas necessárias ao longo do dia.

A segunda fase de ajustes começa por volta dos 9 meses de idade, quando o marco da mobilidade demanda mais vigilância. Pequenas pernas que engatinham conseguem agora levar o bebê aonde sua mente curiosa deseja ir! Também é nessa fase que ele senta no cadeirão, às vezes apreciando o alimento, às vezes brincando com ele ou decidindo por conta própria que a hora de comer acabou. O bebê é agora totalmente capaz de demonstrar preferências leves ou radicais por gostos e desgostos alimentares e desenvolverá formas criativas de expressar seu protesto, que vão desde virar o prato até cuspir a comida para fora da boca. Assim como o corpo, a mente do bebê também cresce, junto à compreensão adquirida de que suas *ações* gerarão *reações* da mãe e do pai por todas as coisas fofas e não tão fofas assim que ele faz. É nessa hora que termos como *educação* e *liderança dos pais* adquirem novo significado e grande senso de urgência!

A fim de esclarecer as mudanças específicas que estão prestes a acontecer com seu bebê, planejamos que a estrutura *Além do nana nenê* refletisse os dois períodos de ajustes. Na Seção 1 (capítulos 1 a 5), abordamos as mudanças nos ciclos de comer – ficar acordado – dormir dos 5 aos 8 meses; na Seção 2 (capítulos 6 a 10), retomamos as mesmas atividades, mas voltadas para o bebê de 9 a 12 meses.

Você, mãe ou pai, pode se perguntar o que muda tanto em três rápidos meses. Sugerimos que você tire muitas fotos de seu bebê aos 5 meses, porque, aos 9, ele será uma criança diferente, com novas habilidades significativas e um entendimento mais profundo de seu mundo e de todos que fazem parte dele. Aos 12 meses, ele já consegue se mover e é tomado pelo desejo de explorar, descobrir e aprender como dominar o mundo com um sorriso ou um grito! Mãe e pai, deem boas-vindas aos meses de transição da primeira infância. Sua vida está prestes a mudar. O que é preciso saber?

Fatores de crescimento

Ao longo do primeiro ano de vida do bebê, dois processos dominam a cena: o crescimento e a aprendizagem. Essas atividades são interdependentes, mas não intercambiáveis. O crescimento se refere aos processos biológicos da vida; a aprendizagem está ligado aos processos mentais, que incluem educação e desenvolvimento moral. Tanto no crescimento quanto na aprendizagem, os blocos construtores são progressivos. Cada etapa de desenvolvimento depende do sucesso na conclusão da etapa anterior.

Todas as espécies, sejam animais ou humanas, seguem um padrão de desenvolvimento peculiar. Os recém-nascidos apresentam dois padrões de crescimento: vertical, da cabeça para os pés, e horizontal, do eixo central do corpo para as extremidades. O desenvolvimento vertical descendente significa que a força na estrutura e nas funções físicas ocorre primeiro na região da cabeça da criança, depois passa para o tronco e, por fim, chega às pernas e aos pés. Primeiro o bebê começa a levantar a cabeça, balançá-la um pouco e depois deixá-la cair de volta no colchão. Depois, consegue manter a cabeça ereta em consequência do desenvolvimento dos músculos do pescoço e do peito. Às 20 semanas, ele tem controle sobre os músculos dos olhos, da cabeça e dos ombros, mas o tronco ainda é tão mole que precisa ser apoiado ou preso a uma cadeira para conseguir ficar sentado. O bebê consegue fazer bom uso dos braços e das mãos para pegar e segurar antes de saber usar as pernas. Com o tempo, ele se movimentará rastejando, engatinhando e depois andando, correndo, pulando e saltando.

O desenvolvimento horizontal prossegue do simples para o complexo. No estado pré-natal, a cabeça e o tronco já estavam bem desenvolvidos antes que os membros começassem a crescer. Aos poucos, os braços aumentam e depois se desenvolvem em mãos e dedos. Funcionalmente, no estado pós-natal, o bebê consegue usar os braços antes das mãos e aprende a usar as mãos como uma unidade antes de ser capaz de controlar os movimentos dos dedos. Primeiro, ele leva a comida à boca com a mão inteira, antes de dominar a habilidade motora fina do *reflexo de pinça*, a capacidade de pegar objetos pequenos com o polegar e o indicador. Ordem é a palavra-chave para o amadurecimento biológico, uma vez que o crescimento físico sempre ocorre de maneira ordenada e previsível.

Fatores da aprendizagem

O amadurecimento biológico reflete mudanças nas capacidades físicas, que resultam de sinais genéticos, mas a aprendizagem está ligada a mudanças que vêm da interação com o ambiente. Para o bebê, a aprendizagem se origina principalmente das influências e instruções dos pais. Assim como os adultos, as crianças interpretam as novas experiências relacionando-as ao conhecimento previamente adquirido. Isso quer dizer que a aprendizagem é progressiva e que a criança ganha conhecimento quando uma nova informação se relaciona a suas experiências anteriores. A rotina e a transição ordenada em cada etapa do desenvolvimento infantil auxiliam a conexão entre a informação nova e o conhecimento que seu filho já possui. Esse é o significado por trás do título do capítulo, *Comece certo*.

Permitir que a criança progrida de forma ordenada em seu expansivo mundo novo aumenta consideravelmente sua habilidade de aprender. É a assimilação gradual de diversas percepções que origina a formação de ideias. A criança que consegue associar significados corretos às experiências novas está muito mais avançada em sua compreensão do que a criança que precisa associar um significado novo a uma situação antiga, que, num dado momento, necessitará de correção.

Uma vez que a aprendizagem ocorre em etapas progressivas, a educação da criança deve ocorrer da mesma forma, no mesmo ritmo da aprendizagem. Por isso, os pais devem proporcionar ao filho um ambiente de aprendizagem que combine informação e compreensão. Há muitas influências sobre a aprendizagem. Entre as mais óbvias, encontram-se o temperamento da criança, a presença ou ausência de irmãos, a determinação dos pais, o propósito da educação e o método de instrução e reforço. Existem três categorias gerais de aprendizagem: *habilidades básicas*, *aprendizado acadêmico* e *desenvolvimento moral*. Analisemos cada uma delas.

Habilidades básicas

Nem todo comportamento é de natureza moral. Algumas ações são moralmente neutras, como as ligadas a habilidades básicas. Uma das áreas mais rápidas e importantes de crescimento durante o início da infância é o desenvolvimento de habilidades motoras. Aprender a beber no copo, usar uma colher e andar são habilidades dominadas em etapas. Quando o bebê começa a comer alimentos pequenos, primeiro agarra a comida com a mão inteira, depois a levanta em direção à boca com o punho fechado. À medida que a coordenação motora se desenvolve, ele passa a usar os dedos e, com o tempo, o indicador e o polegar, levando o alimento à boca com precisão. Dentro de poucos anos, seu filho arremessará uma bola usando o corpo inteiro. Com o desenvolvimento da coordenação, passará a jogar a bola usando apenas o braço.

Habilidades, talentos e dons não são a mesma coisa. As habilidades, como aprender a usar a colher, andar, colorir dentro da linha, andar de bicicleta e arremessar uma bola, são básicas a todos os seres humanos. Os talentos naturais diferem das habilidades por serem seletivos. Todos temos talentos, mas não necessariamente os mesmos. O dom é um talento ampliado. Muitos músicos são naturalmente talentosos, mas Mozart tinha um dom.

Aprendizado acadêmico

O aprendizado acadêmico é o acúmulo de informações e a habilidade de aplicar a lógica (habilidade de raciocínio) a uma dada situação. Assim como o desenvolvimento físico, o aprendizado acadêmico vai do geral ao específico e é progressivo. Ensinamos o alfabeto às crianças, para que elas consigam agrupar as letras, formar palavras e, por fim, lê-las. Primeiro aprendem a contar 1, 2, 3, 4, 5 antes de se darem conta de que os mesmos números também podem representar R$ 12.345,00. Primeiro as crianças aprendem sobre as árvores de modo geral e só depois começam a diferenciar, por exemplo, um pinheiro de um carvalho. Com o tempo, podem aprender a identificar as diferentes espécies de pinheiros. As conexões no cérebro que tornam tais fatos compreensíveis à criança não se formam por acaso, mas por meio de atividades e treinamento propositais. Lembre-se disso!

Desenvolvimento moral

Ao nascer, a consciência da criança não está em funcionamento. O recém-nascido e o bebê não têm capacidade de raciocínio para discernir o certo do errado, o bem do mal. Isso não significa que os pais devem adiar o ensino do comportamento aceitável e exigido. Por exemplo, o fato de uma criança não ter entendimento moral de por que a comida não deve ser jogada intencionalmente do cadeirão não quer dizer que os pais devem deixar de instruí-la ou desencorajar tal comportamento.

No caso dos adultos, as crenças precedem as ações, mas, no que se refere aos bebês, o contrário é verdadeiro: as ações vêm antes das crenças. É por isso que os pais devem insistir nas reações corretas muito antes que a criança seja capaz de compreender por que deve agir daquela forma. As crianças pequenas aprendem primeiro a agir de forma adequada e só depois a pensar apropriadamente. O fato de um bebê de 6 meses não ser capaz de tomar decisões morais não significa que a infraestrutura básica para o comportamento moral futuro não esteja sendo firmada. Ela está!

O primeiro passo para a habilidade de raciocínio e a compreensão é o desenvolvimento saudável de padrões de aprendizagem e de bons hábitos. A estrutura na rotina básica de seu bebê aperfeiçoa esses padrões, e os caminhos neurológicos no cérebro do bebê os recebem de bom grado! Quando a criança está em paz com seu ambiente básico, o potencial de aprendizado aumenta e os distúrbios de aprendizagem diminuem. A rotina e a ordem ajudam a proporcionar o resultado desejado.

A rotina e o avanço ordenado também incentivam o autocontrole. O autocontrole é uma virtude básica, da qual dependem as outras, como a bondade, a gentileza, o vocabulário adequado, o controle das emoções negativas, a concentração, o foco, a habilidade de se sentar quieto e muitos outros comportamentos essenciais para a aprendizagem. Há tantos componentes da aprendizagem ligados aos meses de transição da primeira infância!

2

A rotina de seu bebê no passado e no presente

Por que a maioria das pessoas lê o primeiro capítulo de um livro antes de ler os outros? Muito provavelmente por causa de sua localização: ele é o primeiro. Por que os autores planejam que os capítulos apresentem um desenrolar sequencial de ideias? Eles têm a vantagem de saber como o *conteúdo* de um capítulo se encaixa com o *contexto* mais amplo do livro. Conteúdo e contexto estão inseparavelmente ligados, formando elementos independentes da aprendizagem. Uma pessoa pode ler o conteúdo deste capítulo e adquirir um pouco de conhecimento útil, mas ela compreenderá muito mais se ler o livro inteiro. O conteúdo sem contexto é como ter o conhecimento certo, mas não entender a figura mais ampla. Você pode ter todas as peças do quebra-cabeça, mas, sem a figura da capa, terá dificuldade em montá-lo.

Conteúdo e contexto também são conceitos vitais na criação dos filhos. Com um bebê em casa, você passa a ter um contexto familiar que traz sentido ao conteúdo que aprendeu antes que ele nascesse. Agora é o momento de expandir o conteúdo daquilo que vocês estão aprendendo como pais, em especial a respeito das rápidas mudanças de crescimento que ocorrerão ao longo dos próximos seis meses.

A administração da rotina de seu bebê

Quando os pesquisadores tentam estabelecer médias e expectativas, eles costumam analisar grandes amostras populacionais a fim de determinar estatisticamente os limites do normal. A partir desses dados, apontam predições e descrevem tendências. Foi isso que fizemos com a crescente população de bebês criados segundo os princípios de *Nana, nenê*.

Você, mãe ou pai, familiarizado com *Nana, nenê*, já conhece as três atividades do dia do bebê: hora de comer, hora de ficar acordado e hora de dormir. Conhece também o princípio geral de *fusão*. Por exemplo, a maioria dos bebês criados segundo *Nana, nenê* inicia a vida com nove ciclos de comer – ficar acordado – dormir num período de 24 horas. Ao longo do primeiro ano, esses nove ciclos se *fundem* gradualmente, um por um, até que a rotina do bebê seja formada por apenas três ciclos de comer – ficar acordado – dormir ao longo de 24 horas: desjejum, almoço e jantar. O bebê começa com quatro a cinco sonecas por dia e passa para duas ao final do primeiro ano; já os nove períodos de alimentação se transformam em três. Como essas mudanças acontecem? O que as desencadeia? As três perguntas mais urgentes que os pais leitores de *Além do nana nenê* costumam fazer são:

1. Que mudanças devemos esperar ao longo dos próximos seis meses?
2. Quando elas podem ser esperadas?
3. Que ajustes devemos fazer em nossa rotina para facilitar o crescimento do bebê?

Infelizmente, não podemos dizer: "Faça isto, isto e aquilo, que tudo vai dar certo". Sabemos a média de tempo em que os ciclos começam a se fundir, mas não podemos apontar o momento exato em que as fusões acontecerão com seu bebê. Felizmente, existem alguns princípios orientados pelo bom-senso e extraídos de *Nana, nenê* que podem ajudar cada pai e mãe a se orientar ao longo das diversas fusões dos ciclos de comer – ficar acordado – dormir que acontecem durante a fase de transição da primeira infância. Vejamos como aplicá-los a *Além do nana nenê*:

Um: o princípio de *capacidade* e *habilidade*. Uma mãe não pode decidir eliminar uma mamada ou ajustar um momento de soneca sem que o bebê tenha a capacidade física e a habilidade de fazer a mudança.

Dois: o princípio da *variação de tempo*. Embora a duração de cada ciclo de comer – ficar acordado – dormir seja relativamente consistente durante as primeiras semanas de vida, com o tempo, cada ciclo assumirá características únicas. Por exemplo, um bebê aos 4 meses de idade pode ter um ciclo mais curto, com duas horas e meia de duração, e outro mais longo, de três horas e meia. Aos 6 meses, tudo muda de novo. Alguns bebês podem ter um período acordado bem mais longo do que os outros durante o dia ou uma soneca menor do que as outras. Um ciclo pode ser de três horas e meia e outro de quatro ou quatro horas e meia. A variação depende da idade do bebê, de suas necessidades únicas e da hora do dia.

Três: compreender o princípio da *individualidade* das crianças. Todos os bebês passam pelas mesmas fusões, mas não ao mesmo tempo. A fusão dos ciclos de comer – ficar acordado – dormir acontecem seguindo o relógio biológico de seu bebê, que pode ser bem diferente do apresentado pelo bebê de seu vizinho. Por exemplo, Cory começou a dormir por oito horas durante a noite às 6 semanas de vida. Do outro lado da cidade, sua prima Anna começou a dormir oito horas por noite às 10 semanas. Trata-se de uma diferença de quatro semanas. No entanto, às 12 semanas, Anna começou a dormir doze horas por noite, ao passo que Cory nunca dormiu por mais de dez horas ao longo do primeiro ano de vida. Os dois bebês passaram pelas mesmas duas fusões (eliminar a mamada do meio da madrugada e a de tarde da noite), mas em momentos diferentes, de acordo com suas necessidades individuais de sono.

Quatro: o princípio da *primeira e da última mamada*. A primeira e a última mamadas do dia são as mais estratégicas, sem importar o que foi eliminado, mudado ou fundido na rotina de seu bebê. Esteja ele numa rotina de três, quatro ou quatro horas e meia, o dia inteiro se encaixa dentro desses dois horários fixos de alimentação.

Do princípio para a prática

Usando os princípios citados anteriormente como guias, passamos agora para uma curta revisão das sete principais fusões dos ciclos de comer – ficar acordado – dormir durante o primeiro ano. Em seguida, abordaremos detalhes específicos acerca das quatro últimas fusões do primeiro ano de vida de seu bebê.

Primeira fusão: 3-5 semanas. É nessa época que a maioria dos bebês criados segundo *Nana, nenê* funde as duas mamadas da madrugada em uma só mamada no meio da noite. Com isso, os nove ciclos de comer – ficar acordado – dormir passam para oito dentro de um período de 24 horas.

Segunda fusão: 7-11 semanas. É nessa época que a maioria dos bebês criados segundo *Nana, nenê* elimina a mamada do meio da madrugada e começa a dormir oito horas por noite. Isso significa que os oito ciclos se reduzem para sete.

Terceira fusão: 12-15 semanas. É nessa época que a maioria dos bebês criados segundo *Nana, nenê* elimina a mamada que ocorre tarde da noite e começa a dormir de dez a doze horas por noite, passando de sete para seis ciclos.

Quarta fusão: 16-24 semanas. É nessa época que a maioria dos bebês criados segundo *Nana, nenê* começa a estender a hora de ficar acordado pela manhã, reduzido os ciclos de comer – ficar acordado – dormir para cinco. A introdução de alimentos sólidos afeta naturalmente os vários ciclos de comer – ficar acordado – dormir.

Quinta fusão: 24-39 semanas. Os bebês criados segundo *Nana, nenê* começam a substituir a terceira soneca, no fim da tarde, por um cochilo de 30 a 45 minutos. A passagem de uma soneca completa para um cochilo não elimina um ciclo de comer – ficar acordado – dormir, mas conduz a rotina do bebê nessa direção.

Sexta fusão: 28-40 semanas. É nessa época que a maioria dos bebês criados segundo *Nana, nenê* elimina o cochilo. A nova rotina inclui uma soneca de manhã e outra à tarde, com três refeições por dia e uma refeição líquida na hora de dormir.

Sétima fusão: 46-52 semanas. Os bebês criados segundo *Nana, nenê* passam para três refeições por dia, com uma mamada opcional perto da hora de dormir para as mães que amamentam. Essa rotina básica pode continuar até os 18 meses de idade ou até seu bebê eliminar a soneca da manhã.

As quatro últimas fusões do primeiro ano de vida

Usando a rápida revisão como guia, passamos agora para as quatro fusões finais de *Além do nana nenê*. Mantenha em mente que, embora todos os bebês tenham necessidades parecidas de nutrição e de sono, o tempo dessas necessidades pode variar de um ciclo de comer – ficar acordado – dormir para o outro. Um ciclo pode ter duas horas e meia, outro três horas e outro ainda três horas e meia. Essas variações de tempo existem porque alguns bebês conseguem tolerar um ciclo de comer – ficar acordado – dormir de três horas e meia pela manhã, enquanto outros só conseguem lidar com uma rotina de três horas. A despeito das variações de tempo dentro de cada ciclo, todos eles devem ser encaixados entre a primeira e a última mamada do dia.

Quarta fusão: entre 16 e 24 semanas. Aos 4 meses de idade, a maioria dos bebês ainda tem seis períodos de alimentação em 24 horas. Em algum momento entre 16 e 24 semanas, as necessidades diurnas de seu bebê começarão a mudar, trazendo consigo a "quarta fusão". As seis mamadas por dia são reduzidas para cinco. Que mudança essa fusão traz? É nesse momento que a maioria dos bebês começa a estender o período em que ficam acordados pela manhã.

Para facilitar essa fusão, a mãe deve estabelecer o horário das duas refeições "fixas" (a primeira e a última do dia) e reajustar os outros três ciclos de comer – ficar acordado – dormir de acordo com os sinais dados pelo bebê. Isso quer dizer que só haverá um ciclo de comer – ficar acordado – dormir entre o desjejum e o almoço (muito embora o horário do almoço costume ser adiantado no mínimo meia hora). Junto a essas questões se encontra a possível introdução de alimentos sólidos. Eles impactam a duração de cada ciclo de comer – ficar acordado – dormir e, com o tempo, desencadearão a "quinta fusão".

Os horários listados nos exemplos de agenda têm meros fins ilustrativos. Usamos 7 horas para a primeira refeição da manhã, mas saiba que seu bebê pode começar às 6 horas, às 8 horas ou em qualquer horário. Personalize os horários para que eles se adequem às necessidades de seu bebê.

EXEMPLO DE AGENDA APÓS A QUARTA FUSÃO 16 A 24 SEMANAS *Atividades*	
1. Início da manhã 7h	1. Hora de comer 2. Hora de ficar acordado 3. Hora de dormir: soneca
2. Fim da manhã	1. Hora de comer 2. Hora de ficar acordado 3. Hora de dormir: soneca
3. Início da tarde	1. Hora de comer 2. Hora de ficar acordado 3. Hora de dormir: soneca
4. Fim da tarde	1. Hora de comer, troca de fralda 2. Hora de ficar acordado* 3. Hora de dormir: soneca
5. Início da noite 20h—20h30	1. Hora de ficar acordado no início da noite 2. Refeição líquida e colocar o bebê para dormir a noite toda.**

* Note que a hora de ficar acordado do fim da tarde se estende até o começo da noite, concluindo com a mamada antes de dormir. Embora não haja uma soneca completa entre os dois momentos de alimentação, o bebê pode, às vezes, cair no sono por trinta a quarenta minutos, dependendo de quando o ciclo do fim da tarde começou. Isso é chamado de "cochilo".

** Possível "mamada dos sonhos" às 23 horas para a mãe que amamenta.

Observação sobre a "mamada dos sonhos": é comum as mães perguntarem se existe diferença entre a "mamada de tarde da noite" e a "mamada dos sonhos", já que ambas acontecem mais ou menos na mesma hora. A resposta é: "Sim, há uma diferença!". A mamada que acontece tarde da noite fornece a nutrição necessária para o bebê e faz parte da rotina dele durante os primeiros 3 meses. A "mamada dos sonhos" vem depois. Ela não é oferecida porque o bebê necessita das calorias, mas para ajudar a mãe que amamenta a manter a produção de leite. Nem todas as mães oferecem uma "mamada dos sonhos", mas a necessidade aumenta à medida que a idade materna chega aos 30 e poucos anos.

Quinta fusão: entre 24 e 39 semanas. Entre 5 e 7 meses, uma transição parcial nos ciclos de comer – ficar acordado – dormir começa a acontecer, em parte por causa da introdução de alimentos sólidos, em parte pelo surgimento dos cochilos. Conforme já observado, o cochilo é uma soneca de transição, mais curta, porém ainda necessária. Acontece quando o bebê não precisa mais do sono adicional de outra soneca completa de tarde, mas ainda não está totalmente pronto para ficar sem um descanso curto. Os cochilos costumam acontecer bem no fim da tarde, em geral, por volta da hora do jantar.

EXEMPLO DE AGENDA APÓS A QUINTA FUSÃO SEMANAS 24 A 39 *COM COCHILO*	*Atividades*
1. Manhã **7h**	1. Hora de comer 2. Hora de ficar acordado 3. Hora de dormir: soneca
2. Fim da manhã	1. Hora de comer 2. Hora de ficar acordado 3. Hora de dormir: soneca
3. Meio da tarde	1. Hora de comer 2. Hora de ficar acordado 3. Hora de dormir: cochilo*
4. Fim da tarde/jantar	1. Hora de comer 2. Hora de ficar acordado*
5. Início da noite **20h—20h30**	1. Hora de ficar acordado no início da noite 2. Refeição líquida e colocar o bebê para dormir a noite toda.

*O cochilo costuma acontecer por volta da hora do jantar, entre 17 e 18 horas.

Quando o bebê criado segundo *Nana, nenê* deixa de fazer a terceira soneca "completa" e passa a tirar apenas um cochilo? Isso pode acontecer a qualquer momento entre 24 e 39 semanas. Esse grande intervalo representa uma imensa variação entre bebês, mas cai dentro da extensão "normal" de comportamento previsível. Trata-se apenas de um fator único da individualidade o fato de alguns bebês deixarem a "soneca completa" e a substituírem por um cochilo dentro de um mês, enquanto outros parecem presos na *quarta fusão* e continuam a tirar três sonecas por dia até o sétimo mês. Quando seu bebê eliminar a terceira soneca "completa", os ciclos de comer – ficar acordado – dormir podem variar de três horas e meia a quatro horas e meia a cada dia. Isso dependerá das necessidades únicas do bebê e da hora do dia.

Sexta fusão: entre 28 e 40 semanas. Em algum momento entre 28 e 40 semanas, a maioria dos bebês criados segundo *Nana, nenê* elimina o cochilo e reduz os cinco ciclos de comer – ficar acordado – dormir para quatro, que incluem desjejum, almoço, jantar e uma refeição líquida antes de dormir. Mais uma vez, observe a grande variação de semanas que separa a quinta e a sexta fusão. Mencionamos anteriormente as tendências de sono noturno de Cory e Anna. Quando chegou a hora de eliminar o cochilo, Cory o fez com 29 semanas e teve uma transição tranquila para a "sétima fusão". Enquanto isso, do outro lado da cidade, sua prima Anna continuou a cochilar até as 39 semanas. Mais uma vez, vemos o exemplo de dois bebês, reagindo a suas necessidades individuais de sono, mas ambos caindo dentro do período "normal" para eliminar o cochilo. O novo exemplo de agenda fica assim:

EXEMPLO DE AGENDA APÓS A SEXTA FUSÃO SEMANAS 28 A 40 *SEM COCHILO* *Atividades*	
1. Manhã 7h—8h	1. Hora de comer 2. Hora de ficar acordado 3. Hora de dormir: soneca
2. Metade do dia	1. Hora de comer 2. Hora de ficar acordado 3. Hora de dormir: soneca

3. Fim da tarde	1. Hora de comer* 2. Hora de ficar acordado 3. Jantar com a família** 4. Hora de ficar acordado no início da noite
4. Hora do sono noturno 20h	1. Refeição líquida e colocar o bebê para dormir a noite toda.***

* O bebê come cereal, legumes e verduras ou frutas nessa refeição.

** O bebê participa da refeição familiar com alimentos leves para comer com as mãos. (É mais um lanche do que uma refeição completa).

*** Inicialmente, com apenas duas sonecas por dia, pode haver ocasiões em que será necessário dormir mais cedo.

Sétima fusão: entre 46 e 52 semanas. O único ajuste feito nesta fusão é o fim da refeição líquida logo antes do sono noturno. Você pode oferecer ao bebê uma xícara de leite artificial, leite materno ou água, mas não é necessário mais dar uma mamadeira cheia de leite. Parabéns! Você completou uma longa jornada desde as primeiras semanas e os antigos nove ciclos de comer – ficar acordado – dormir.

EXEMPLO DE AGENDA APÓS A SÉTIMA FUSÃO SEMANAS 46 A 52	*Atividades*
1. Manhã 7h	1. Hora de comer 2. Hora de ficar acordado 3. Hora de dormir: soneca
2. Metade do dia	1. Hora de comer 2. Hora de ficar acordado 3. Hora de dormir: soneca
3. Fim da tarde 16h—16h30	1. Lanche depois da soneca 2. Hora de ficar acordado 3. Hora de jantar com a família 4. Hora de ficar acordado no início da noite
4. Hora do sono noturno 20h	1. Colocar para dormir a noite inteira

Resumo

Essa última fusão continuará a funcionar para o bebê e o restante da família até os 18 meses de idade. Embora alguns bebês criados segundo *Nana, nenê* possam eliminar a soneca da manhã aos 15 meses, e outros bem mais tarde, aos 24, seu bebê lhe mostrará todos os sinais, revelando o momento certo para ele.

A essa altura, vocês, pai e mãe, já se tornaram mestres em coordenar a rotina do bebê. Todas as necessidades são supridas de acordo com seu ritmo de desenvolvimento, e seu pequenino está reagindo muito bem. O segredo para o sucesso continua no termo "orientado pelos pais". São vocês, mãe e pai, que decidem o que é melhor para o bebê e quais ajustes precisam ser feitos. A decisão não se baseia na experiência de outros, mas nas necessidades únicas de seu bebê.

3

Dúvidas comuns sobre transição

Às vezes, é difícil seguir em frente sem antes dar alguns passos para trás. À medida que os pais seguem dos primeiros dias de vida do bebê para a marca dos 6 meses, mudanças sutis de crescimento começam a influenciar os vários ciclos de comer – ficar acordado – dormir ao longo do dia. Essas pequenas, mas significativas, alterações no crescimento costumam despertar uma série de dúvidas relacionadas à fase de transição no desenvolvimento do quarto e do quinto mês. Embora as perguntas sejam únicas para cada bebê, elas tendem a ter uma sequência mais ou menos previsível.

Acreditamos que a série de perguntas e respostas a seguir será, de algum modo, útil e instrutiva, animadora e corretiva. A série foi baseada nas dúvidas mais comuns da comunidade de *Nana, nenê* em relação a esta pequena fase de transição.

Dúvida 1: A rotina de um bebê de 4 meses de idade pode ser flexível até que ponto, levado em conta que os intervalos entre as refeições poderão ser diferentes? Alguns ciclos podem durar três horas e outros quatro horas, ou devo trabalhar para manter tudo igual?

Resposta: Apesar da idade da criança, a rotina básica proporciona à mãe e ao pai bastante flexibilidade em relação aos intervalos de tempo. Isso fica ainda mais evidente à medida que o bebê cresce. Embora a duração de cada ciclo de comer – ficar acordado – dormir durante as primeiras semanas permaneça relativamente consistente, com o tempo, cada ciclo adquire características únicas. Por exemplo, aos 4 meses de idade, um ciclo de comer – ficar acordado – dormir pode ser mais curto e durar apenas duas horas e meia, enquanto outro se estende por três horas e meia. Aos 6 meses, tudo muda de novo. Alguns bebês podem ter uma hora de ficar acordado mais longa ou uma soneca mais curta, que causa impacto sobre um ciclo em particular. É por isso que um ciclo pode durar três horas e meia e outro quatro horas (ou até quatro horas e meia). A gama de variação depende das necessidades únicas de seu bebê, da hora do dia e da idade. A mãe só tem menos flexibilidade em relação à primeira e à última refeição do dia. Essas devem ser mantidas relativamente consistentes.

Dúvida 2: Trabalhamos para que nosso filho de 3 meses eliminasse a mamada de tarde da noite da seguinte forma: nós a adiantamos das 23 horas para as 22h30, e depois para 22h15. Mas agora ele acorda às 5 da manhã e o horário normal para sua primeira mamada da manhã é por volta das 7 horas. Devemos voltar a oferecer a mamada das 23 horas ou fazer algo diferente pela manhã?

Resposta: Enquanto transita de oito horas de sono noturno para nove ou dez horas, não é incomum que o bebê acorde mais cedo do que o normal para a primeira mamada da manhã. O que a mãe pode ou deve fazer a respeito? Há três opções possíveis para esse desafio de acordar mais cedo. Primeiro, a mãe pode esperar de dez a quinze minutos para se certificar de que o filho está mesmo acordado, já que ele pode estar passando por um estado de sono "ativo" e indo para o sono mais profundo. Segundo (a estratégia mais empregada), a mãe pode alimentá-lo às 5 horas e colocá-lo de volta para dormir. Pode então começar o dia do bebê na hora que ele acordar. Por exemplo, se ele está acordando às 8 horas, transforme esse horário na nova "primeira mamada" e ajuste o restante do dia do bebê de acordo com isso. Terceiro, ofereça ao bebê uma mamada às 5 horas, considerando-a a primeira do dia. Nesse caso, é preciso ajustar o restante da agenda do dia do bebê e da mãe também.

Dúvida 3: Meu objetivo é amamentar durante um ano. Como conseguirei manter a produção de leite com o bebê dormindo doze horas por noite?
Resposta: Quando o bebê estende o sono noturno para dez horas, a mãe deve ficar atenta a sua produção de leite. Deixar que o bebê durma mais de dez horas durante a noite pode não proporcionar mamadas suficientes num período de 24 horas para o estímulo necessário. Portanto, se você amamenta, mantenha a "mamada dos sonhos" às 22 ou 23 horas. Muitas mães contam que o bebê mama sem acordar, mas, mesmo assim, faz uma boa mamada.

Dúvida 4: Nos últimos dias, meu bebê tem acordado no meio das sonecas. Sei que ele não está descansando o suficiente. O que está acontecendo e o que devo fazer quando isso acontece?
Resposta: No capítulo 7 de *Nana, nenê*, apresentamos uma série de motivos que podem levar o bebê a acordar mais cedo de uma soneca profunda de maneira periódica ou consistente. No topo da lista das muitas possibilidades se encontram duas relacionadas à hora de ficar acordado. Aqui está a ligação: algumas horas de ficar acordado são curtas demais e outras podem ser muito longas ou estimulantes em excesso. Por exemplo, seu bebê pode estar indo muito bem durante a hora de ficar acordado; mas, à medida que ele cresce, o período acordado não aumenta porque a mãe quer manter os horários do bebê do jeito que estão. Entretanto, junto ao crescimento vem a necessidade de ajustes na quantidade de sono necessária. Na maioria dos casos, isso significa alguns ajustes

na soneca do bebê, que causarão impacto no tempo que ele passa acordado. No caso anterior, o bebê provavelmente acorda cedo porque não se cansou o suficiente. A solução é fácil: ampliar o período acordado.

Em contrapartida, algumas horas de ficar acordado podem ter duração suficiente, mas ser estimulantes em excesso. Ou a atividade ser adequada, mas o período acordado é longo demais. Tanto o bebê cansado demais quanto o estimulado em excesso ficam hiperalertas. Em consequência, eles lutam contra o sono, acordando cedo e chorando.

A mãe deve avaliar todas as atividades do dia dela. Você está ocupada demais? Tem recebido muitas visitantes com o desejo irresistível de abraçar o bebê, pegá-lo no colo, brincar com ele ou entretê-lo? Você passa tempo demais fora de casa? Essa pode ser uma fonte de estímulo excessivo, em especial quando o bebê vai junto. As idas e vindas de um lugar para o outro, os novos ambientes e sons, junto à ausência de previsibilidade trabalham contra boas sonecas.

Um cochilo na cadeirinha para automóvel pode ser algo conveniente às vezes, mas nunca deve ser considerado substituto de uma soneca completa no berço, em especial durante o primeiro ano de vida.

Dúvida 5: Fomos visitar parentes há pouco tempo e nossa filha foi carregada no colo e entretida durante duas semanas inteiras. Agora, em casa, tudo está fora de controle. Existe um jeito fácil de colocá-la de volta à rotina?

Resposta: Não importa se foi um fim de semana fora de casa ou férias curtas, alguns ajustes precisam ser feitos quando a mãe, o pai e o bebê voltam para casa. Via de regra, pode levar até 40% do tempo passado fora para colocar o bebê de volta a sua rotina “normal”. Se você ficou longe de casa por duas semanas, deve levar de três a cinco dias até que tudo volte ao normal. Quatro semanas fora podem significar até dez dias para tudo voltar ao normal com o bebê. Falando em "normal", tente retomar a rotina costumeira o mais rápido possível, pois é nela que se encontra a familiaridade. O quarto, o berço e o cadeirão de seu bebê, os sons da sala e os brinquedos preferidos — tudo isso compõe o que é "normal" na vida dele.

Dúvida 6: Meu bebê tem 4 meses de idade. É cedo demais para introduzir mingau de arroz na alimentação dele?
Resposta: Os bebês são bem singulares no que se refere à prontidão para alimentos sólidos. Um bebê pode mostrar sinais de estar pronto aos 4 meses, enquanto outro só o faz aos 6 meses. De modo geral, os bebês começam a comer sólidos entre 4 e 6 meses, embora alguns pesquisadores sugiram que esperar para introduzi-los aos 5 ou 6 meses diminui a possibilidade da manifestação de alergias alimentares. Por favor, note que a pesquisa não diz que dar sólidos ao bebê de 4 meses proporciona alergias, mas, sim, que alguns bebês ainda não desenvolveram a habilidade de digerir alimentos sólidos e isso se reflete em alergias alimentares.

A Academia Norte-Americana de Pediatria (AAP) pende para a introdução de alimentos sólidos aos 6 meses, mas a maioria das avós lhe dirá que qualquer momento entre 4 e 6 meses é apropriado, desde que o bebê esteja dando todos os sinais. O pediatra ou médico de família orientará você com base nas necessidades nutricionais únicas de seu filho. (Os "sinais" de desenvolvimento que mostram a prontidão do bebê para os alimentos sólidos serão apresentados no próximo capítulo.)

Dúvida 7: Meu filho de 4 meses está seguindo um horário ótimo. Infelizmente, preciso voltar ao trabalho. Quais são os principais desafios que devo enfrentar no que se refere à necessidade de equilibrar minha vida profissional com o papel de esposa e mãe?

Resposta: Ao longo de toda a jornada da maternidade, haverá períodos em que a necessidade financeira ou o compromisso profissional exigirá que a mulher trabalhe fora. Para essas mães, que trabalham durante meio período ou em tempo integral, o fardo de cuidar dos filhos será multiplicado, bem como o estresse emocional e a fadiga física provenientes da tentativa de equilibrar emprego, casamento e criação dos filhos. Compreendemos os desafios trazidos pelo trabalho. Se esta seção se aplica a você, saiba que existem algumas estratégias que podem ajudar a aliviar parte da tensão e minimizar a fadiga. Seguem algumas reflexões:

1. Nunca é fácil para uma nova mãe voltar a trabalhar. Pode criar estresse emocional na forma de dúvidas, culpa ou questionamentos sobre sua feminilidade. Ela pode se perguntar, no papel de esposa: "Será que estou negligenciado meu marido?"; no papel de mãe: "Estou negligenciando ou abandonando meu bebê?"; no papel de mulher: "Estou negligenciando meu lar?". Tais sentimentos e preocupações são legítimos. No entanto, as mães não estão sozinhas no que se refere a dúvidas, temores e sentimento de culpa. Os maridos também precisam lutar com alguns desafios, inclusive com o sentimento de não ser um bom provedor para a família e protetor da esposa. Embora sejam preocupações diferentes, ambos são sentimentos legítimos, sobre os quais mãe e pai devem conversar de forma aberta e honesta.

2. Quando for conversar com a pessoa que ficará responsável pelo bebê, seja uma babá ou o supervisor da creche, descubra como é o dia "normal" para ela. Que tipo de rotina segue e cada funcionário fica encarregado de quantas crianças? O segredo para a rotina de seu bebê são os ciclos de comer – ficar acordado – dormir. O quanto

a babá ou a creche se aproximam desse ritmo básico? Talvez você descubra que a rotina deles não é muito diferente da sua.

3. A liderança cooperativa faz parte da equação de criar filhos que coloca o pai em cena. Ele deve ser um companheiro disposto, que compartilha da rotina da vida doméstica, cuidando da lavagem das roupas ou assumindo mais responsabilidades na cozinha, preparando uma refeição ou limpando em seguida. Basicamente, deve fazer o que for necessário para aliviar a pressão da mãe. Podem surgir momentos em que comprar comida fora é mais fácil e provavelmente mais saboroso do que uma refeição preparada com pressa.

4. Aceite o fato de que, quando pai e mãe trabalham fora, talvez seja preciso sacrificar algum tempo com os amigos ou se dedicar menos a *hobbies*; a casa não ficará imaculada e as metas de criação dos filhos não serão alcançadas tão rapidamente quanto conseguem as amigas que ficam em casa. Mas serão conquistadas a tempo, contanto que pai e mãe estejam comprometidos um com o outro e com as prioridades básicas na educação dos filhos.

5. Repense as prioridades de algumas tarefas noturnas para que a mãe possa dormir mais cedo. Algumas atividades podem ser feitas em outro período do dia. Por exemplo, use o horário de almoço para resolver coisas na rua, pagar contas, retornar ligações telefônicas e enviar correspondência pessoal.

6. Cuide de sua saúde. Não comer direito ou beber pouco líquido podem contribuir para a fadiga. Certos medicamentos também cansam excessivamente a mãe. Preste atenção especial aos rótulos e às advertências em qualquer remédio vendido sem receita médica. Alguns deles, como os anti-histamínicos, analgésicos ou estimulantes podem tirar o sono e, portanto, aumentar ainda mais a sensação de fadiga.

Uma palavra à mãe solteira

Sem dúvida, a mãe solteira sentirá mais pressão sobre sua vida doméstica e a criação dos filhos. Contudo, muitos dos princípios acima se aplicam a sua situação. Como ela está criando os filhos e administrando a casa sem um cônjuge, deve comunicar aos outros suas necessidades. Procurar ajuda externa dos serviços comunitários locais é uma das maneiras. Escolas da região ou grupos de jovens podem ter uma lista de adolescentes disponíveis para cuidar do jardim ou ajudar com a casa, como parte de um serviço comunitário. Sabemos, por experiência própria, que, quando as ideias simples mencionadas anteriormente começam a se unir, elas tendem a proporcionar grande alívio para a mãe solteira fatigada e estressada, em especial quando está sozinha no cuidado dos filhos.

4

Introduzindo sólidos na alimentação

Os pais se preocupam naturalmente com a saúde nutricional de seu bebê e têm um bom motivo para isso. Os bebês têm necessidades calóricas peculiares e, entre 4 e 6 meses de vida, elas se tornam mais complexas, exigindo fontes alimentares adicionais. Para a maioria dos bebês, é nesse momento que começa a introdução de alimentos sólidos.

Qualquer reflexão sobre a dieta de um bebê deve dedicar atenção especial àquilo que a criança come, bem como ao número de calorias que ela ingere. Este capítulo faz uma síntese geral de ambos os fatores, iniciando com os vários grupos alimentares que logo farão parte da dieta de seu bebê. Em seguida, conduziremos o leitor por um processo passo a passo de introdução de cada grupo alimentar na dieta do bebê, de acordo com sua tabela de necessidades.

Os cinco grupos alimentares do bebê

Se a mãe moderna tivesse de lidar apenas com uma seleção básica de cereais, verduras, legumes e frutas, a tarefa de oferecer alimentos sólidos seria relativamente fácil. O desafio surge com a seleção cada vez maior de combinações alimentares oferecidas pelos fabricantes de comida para bebês. Nas prateleiras dos supermercados de hoje, você encontra cereais misturados com frutas, legumes nos cereais e frutas combinadas com legumes e verduras. Multiplique o número de legumes pelo número de frutas e o resultado final explicará porque as comidas para bebês ocupam metade de um corredor no supermercado. A boa notícia é que o bebê não precisa provar toda essa variedade de alimentos; em vez disso, necessita da nutrição básica derivada dos diversos grupos alimentares.

Uma coisa que as mães logo aprendem é que o bebê não tem expectativas quanto ao sabor ou aos alimentos até que essa expectativa seja desenvolvida pelas comidas oferecidas. Por esse motivo, recomendamos manter cada grupo alimentar separadamente, até que todos eles tenham sido introduzidos na dieta do bebê. Depois disso, sinta-se livre para explorar as várias combinações de cereais e frutas ou de frutas e legumes.

Os cinco grupos alimentares incluem mingau de cereais, legumes, frutas, carnes e sucos. Os mingaus, as frutas e os legumes costumam ser oferecidos quando o bebê tem entre 6 e 8 meses de idade. Já as carnes podem esperar até ele ter 10 meses ou mais. Os sucos podem ser adiados até o bebê completar um ano ou mais, já que têm valor nutricional limitado.

Mingau de cereais: embora existam três opções de mingau de cereais, os pediatras recomendam, de modo geral, que o de arroz seja oferecido primeiro, pois é o que causa menos reações alérgicas nos bebês. Depois que ele for adotado com sucesso, você pode pensar em oferecer as outras duas opções: mingau de aveia e de milho.

Legumes: depois de oferecer mingau de cereais, o próximo grupo alimentar é o de legumes. Eles devem ser introduzidos em categorias de cores. Os mais comuns são os amarelos e verdes. A maioria das mães começa com os amarelos, como abóbora, batata-doce e cenoura, e depois passam para os verdes, que incluem ervilha e vagem. (No próximo capítulo, explicaremos por que é melhor introduzir os legumes por grupos de cores e quanto tempo demora.)

Frutas: depois de ter sucesso na introdução de legumes verdes e amarelos, as frutas são o próximo grupo. Embora elas sejam um componente nutricional importante na alimentação do bebê, não têm a mesma importância do mingau de cereais e dos legumes. Você, mãe, pode esperar para oferecer frutas ao bebê aos 7 ou 8 meses de idade.

Carnes: as carnes são ricas em proteínas e incluem aves, carne bovina e suína. Uma vez que o bebê já consome bastante proteína do leite materno ou artificial, é possível esperar para oferecê-las aos 10 meses de idade ou mais.

Sucos: depois da introdução da carne, vêm os "alimentos divertidos", os sucos. No entanto, como os sucos não oferecem nenhum valor nutricional além daquele que o bebê já consume por meio das frutas, pode-se esperar para oferecê-los após a criança completar um ano.

O copo de transição

Embora você possa esperar para introduzir os sucos na alimentação, não sugerimos que adie o uso do copo de transição. A Academia Norte-Americana de Pediatria recomenda que as crianças mudem completamente para o copo de transição até o primeiro aniversário. Isso revela não só a habilidade da criança de manusear o copo, mas também a necessidade de que mãe e pai sejam proativos no treinamento quanto ao uso do copinho.

Os copos de transição são vendidos numa variedade de cores, formatos, tamanhos e estilos. Para o bebê, é importante que seja fácil de segurar; para a mãe, é bom que venha com um sistema antivazamento. Os copos de transição com canudo proporcionam benefícios para o bebê e para a mãe. Ao comparar os dois estilos, o copo de transição comum exige três passos: *inclinar*, *beber* e *engolir*. Já o copo de transição com canudo só requer dois: *beber* e *engolir*.

O copo de transição com canudo também tem a vantagem de "ir a qualquer lugar". Se estiver num restaurante, visitando amigos ou numa longa viagem, tudo de que a mãe precisa é usar um copo e um canudo para entrar na zona de familiaridade da criança. No entanto, se o bebê só estiver acostumado com um copo de transição comum (sem canudo), a mãe pode descobrir que ele inclina e derrama mais do que bebe e engole.

Começar a oferecer o copo de transição cedo, desde os 6 meses de idade, traz uma série de benefícios, e um deles é a conveniência: não é preciso preparar nada. Encha com água, leite artificial refrigerado ou leite materno e leve para um passeio ou ofereça ao bebê depois que ele acordar da soneca da tarde. A mãe que amamenta pode pensar no futuro e, quando o bebê tiver um ano de idade, desmamá-lo usando diretamente o copo, em vez de passar pela mamadeira para depois ensiná-lo a usar o copinho (você lerá sobre o processo de desmame na Seção 2).

* * *

Após essa introdução básica sobre os alimentos sólidos, passamos para o processo específico, passo a passo, de oferecer cada um dos grupos alimentares. Durante essa etapa, lembre-se de que dar alimentos sólidos ao bebê não é só uma coisa de "mãe". Há bastante espaço para o pai se envolver — e muita necessidade de que ele o faça!

Uma palavra ao pai

Na esfera da vida familiar, nenhum pai pode se dar ao luxo de ter apenas um emprego. Quando ele deixa o local de trabalho, volta para a vocação mais importante de sua vida: a de marido e pai. Todo pai sabe como é entrar pela porta de casa após um dia ocupado no trabalho apenas para descobrir que ele é necessário ali mais do que em qualquer lugar.

Alguns dizem que isso simplesmente faz parte das obrigações de pai ou do dever razoável de ajudar em casa. Nunca nos sentimos dessa forma. Não se trata apenas de dar uma mãozinha vez ou outra, ou de uma forma conveniente de interagir com o filho durante a refeição, mas, sim, de uma maneira de aproveitar as coisas simples, puras e boas da vida. Escolher a alegria de estar na presença de seus filhos não é uma obrigação, mas um estilo de vida formado por escolhas que causam um impacto mais amplo na comunidade. Mesmo algo tão básico quanto alimentar um bebê traz recompensas de prazer e satisfação, e contribui para a identidade pública de pai.

A consequência positiva de um homem com as prioridades certas dentro de casa é a saudável sensação de respeito e apreço que a comunidade lhe retribui. Os homens conhecidos por serem maridos cuidadosos e amáveis e pais envolvidos refletem, em sua comunidade de amigos, confiança, integridade e credibilidade. São essas virtudes silenciosas que acabam por defini-lo como homem e líder dentro da comunidade. Há mais recompensas contidas nesses momentos comuns da vida familiar do que em qualquer coisa que a profissão fora do lar possa oferecer.

Introdução de alimentos sólidos passo a passo

À primeira vista, o processo de acrescentar alimentos sólidos à dieta do bebê parece relativamente simples se você pensar apenas na mecânica envolvida: uma colher pequena, comida amassada e um bebê faminto. No entanto, conforme já observado, a hora da refeição envolve mais do que encher uma barriguinha vazia. A mãe e o pai começarão a sentir um pouco de resistência e desafio a sua liderança terna e amorosa. Isso ocorre, em parte, por causa das mudanças no cardápio. Durante os primeiros seis meses seguintes ao nascimento, a maioria dos bebês só tinha um prato para escolher: leite! Com a introdução dos alimentos sólidos, algo extraordinário começa a acontecer. Seu bebê não é apresentado apenas a novos alimentos, mas, sim, a um mundo de *escolhas*, no qual ele começa a demonstrar gostos, desgostos, preferências e uma nova força de vontade para lutar contra a mãe e o pai em relação ao que deve ou não aparecer no cardápio.

À medida que as escolhas se tornam parte da vida do bebê, uma esfera completamente nova de oportunidades de educação entra na vida da mãe e do pai. Por exemplo, o que acontece quando seu bebê demonstra preferência por um alimento, em vez de outro, ou súbita e arbitrariamente decide que não gosta mais do sabor de uma comida em particular? O que você deve fazer? E as mãozinhas dele? Ficarão livres para explorar a comida e misturá-la com o cabelo? O que acontece quando ele descobre a alegria de jogar comida no chão porque percebeu que o cachorro responde a esse gesto? Como você reage? Esses são apenas alguns dos desafios comuns que vocês, pais, enfrentarão de forma rotineira e devem decidir como lidarão com eles.

O básico

Alguns podem pensar que aprender a comer é tão natural quanto respirar, mas não é. Comer alimentos sólidos requer novas habilidades e muita adaptação. Por exemplo, nunca antes uma colher foi colocada repetidas vezes na boca de seu bebê — quanto mais uma colher com comida! Ele precisa de um tempinho para se acostumar com o novo ato e as sensações que o acompanham. Na verdade, no início, seu bebê empurrará para fora com a língua o pouquinho de comida que você colocou dentro da boca dele. A reação previsível é chamada de *propulsão da língua* e não deve ser interpretada como um sinal de que o bebê não gosta do alimento, mas apenas de que não sabe o que fazer com a comida. Nunca antes ele experimentou engolir alimentos sólidos, algo diferente de sorver e engolir o leite. O reconhecimento de que os alimentos sólidos diferem tanto em sabor quanto em textura do leite materno ou artificial também ajuda a entender por que pode haver uma resistência inicial à nova fonte de comida colocada na boca do bebê. No entanto, esse desafio em particular não durará muito, pois o bebê é apto para se adaptar às mudanças que acompanham seu crescimento.

Sinais de prontidão

Conforme já mencionado, os alimentos sólidos só devem ser oferecidos depois que o bebê consegue manter a cabeça para cima e se sentar (sem apoio). Tipicamente, essas habilidades correspondem à época em que ele consegue levantar a cabeça e se manter nessa posição. Até que essas habilidades se desenvolvam, o bebê deve receber sua nutrição diária por meio do leite materno ou artificial.

Outros indicadores de prontidão incluem o bebê ter dobrado de peso desde o nascimento (ou estar pesando perto de sete quilos) e dar sinais de fome mesmo recebendo 950 ml de leite artificial por dia ou seis mamadas completas no peito durante um período de 24 horas. Além disso, qualquer acordada anormal no meio da noite entre 5 e 6 meses de idade ou acordar mais cedo das sonecas são prováveis indicadores de que o bebê necessita de mais nutrição durante o dia.

As cinco etapas alimentares

Como as necessidades calóricas do bebê mudam com o crescimento, sua alimentação progride em etapas. Cada uma delas representa um nível diferente, que inclui mistura de alimentos, complexidade nutricional e quantidade por porção. Você também poderá notar essas mudanças ao observar os três tamanhos de recipientes disponíveis nos supermercados (pequeno para a primeira etapa, médio para a segunda e grande para a terceira). Veja uma síntese das cinco etapas:

Primeira etapa (4 a 6 meses): mingau de um só cereal e alimentos para bebês feitos com apenas um ingrediente.

Segunda etapa (6 a 7 meses): porções de um só ingrediente ou uma combinação de legumes e frutas para acrescentar sabor e variedade.

Terceira etapa (8 a 12 meses): uma nova gama de texturas, um pouco mais encorpadas do que as papinhas, comercializadas em embalagens maiores para o apetite em crescimento. (Nessa idade, a AAP recomenda que o bebê consuma de 750 a 900 calorias por dia, das quais 400 a 500 devem provir do leite materno ou artificial.)

Quarta etapa (12 a 15 meses): refeições regulares com a família, complementadas por um pouco de papinha.

Quinta etapa (15 meses em diante): refeições regulares com a família, sem o complemento da papinha.

Verificando a existência de reações alérgicas

Entre 4 e 7 meses de idade, a parede do intestino passa por um processo de crescimento chamado de "*fechamento intestinal*". É a partir desse momento que a parede intestinal passa a discriminar melhor aquilo que permite entrar. Os bebês amamentados no peito tendem a passar pelo fechamento antes do que os alimentados com leite artificial. Esse fato pode explicar por que os bebês amamentados conseguem lidar com a introdução de alimentos sólidos sem reação alérgica antes do que os alimentados com leite artificial.

Uma regra básica na introdução de alimentos sólidos é começar com um item de cada vez e esperar de três a cinco dias para ver se o bebê desenvolve alguma reação alérgica. A introdução sequencial de alimentos permite que você monitore a reação do bebê e faça ajustes, se necessário. Por exemplo, seu bebê pode se adaptar muito bem à abóbora, mas ter uma reação a ervilhas. Desconforto estomacal, diarreia ou até mesmo erupções cutâneas são sintomas comuns de alergia alimentar e tudo isso pode afetar as sonecas e o sono noturno. O vômito, embora raro, é um indicador mais grave de que o bebê está tendo uma reação. Nunca ofereça vários tipos de alimento ao mesmo tempo. Caso o faça, você não saberá qual deles causou a reação, se houver alguma.

Quando introduzir o mingau na dieta do bebê, recomendamos que as mães comecem pela refeição matutina. Se o bebê tiver uma reação intestinal, ela será notada e deve passar até o fim do dia. No entanto, se a mãe apresentar um novo alimento ao meio-dia ou na hora do jantar, corre o risco de adiar qualquer reação em potencial para o meio da noite, quando será mais difícil identificar o motivo para a perturbação no sono. Cuidar da criança no meio da noite, num caso como esse, é difícil para todos.

Por fim, antes de oferecer alimentos sólidos, é sábio perguntar para os familiares se existe algum histórico de alergia alimentar. Saber que tipo de alergia é comum na família coloca os pais em posição de vantagem: se houver histórico em qualquer um dos lados, existe uma probabilidade maior de seu pequeno ter problemas com alergias alimentares. Caso aconteça, pelo menos não os pegará desprevenidos.

Ponto de partida

A introdução de alimentos sólidos não significa eliminar as mamadas, pois as calorias recebidas do leite materno ou artificial continuam a ter importância fundamental. No entanto, seu bebê está chegando a um ponto de crescimento em que nem os alimentos sólidos nem as mamadas conseguem ser, por si sós, eficientes para nutrir. Ambos são necessários, porque o corpo de seu bebê necessita de uma quantidade adicional de oligoelementos que não se encontram em quantidade suficiente apenas no leite materno ou artificial.

O ferro e o zinco, por exemplo, são essenciais para o crescimento físico e para o desenvolvimento do cérebro de seu filho, e ambos são encontrados no mingau de cereais para bebês, com as vitaminas C e D. Os bebês necessitam de vitamina C para fortalecer o sistema imunológico e para processar o ferro; a vitamina D ajuda a desenvolver ossos e dentes fortes. Embora o leite materno seja o alimento inicial perfeito para o bebê, as mães que amamentam devem tomar um suplemento de vitamina D, em especial se seguirão amamentando após os 5 meses. Continuar a ingerir as vitaminas pré-natais ajuda a atender essa exigência nutricional. (Os bebês alimentados via mamadeira recebem a quantidade diária de vitamina D por meio do leite artificial.)

Outro ponto de incentivo para as mães de primeira viagem é que sejam pacientes com o processo de oferecer alimentos sólidos. Aprender a engolir os sólidos da colher é uma habilidade nova. As primeiras refeições serão um pouco bagunçadas, até que o bebê se adapte, em geral dentro de um a três dias. Não se espante se parecer que o bebê está perdendo o interesse em comer antes do que você esperava. Ao longo dos próximos meses, descobrirá que o bebê, assim como você, não sente o mesmo tanto de fome a cada refeição. Os sinais de que ele está cheio incluem: virar a cabeça, afastando-se da colher, jogar comida para fora da boca ou começar a chorar. Você pode completar a refeição com o leite materno ou com uma mamadeira de leite artificial, ou simplesmente passar para a próxima atividade da hora de ficar acordado.

Introduzindo o mingau de cereais

O primeiro talher usado com a criança é a colher. Se a ponta é de metal ou de silicone não importa, pois o bebê não sabe a diferença. Ele nunca comparou as duas para ter uma opinião! Sugere-se que os bebês que tomam mamadeira demonstram leve preferência por colheres com a ponta de silicone, por estarem acostumados ao bico de látex ou de borracha da mamadeira. Não sabemos se isso é fato, mas, de qualquer modo, todos os bebês se ajustam ao que a mãe oferece. Conforme descobre cada mãe, o bebê se interessa muito mais pela comida do que pela colher que a transporta.

Já mencionamos que existem três fontes de mingau de cereais, que podem e devem se tornar parte da alimentação do bebê: arroz, aveia e milho. O mingau de arroz é o mais comum, pois causa o mínimo de reações alérgicas. O lado negativo desse alimento é o problema em potencial de constipação. Isso deve ser monitorado e, caso ocorra de forma rotineira, deve ser comunicado ao pediatra. Se o pediatra decidir que o cereal de arroz não é o melhor para seu bebê, os cereais de aveia e milho são dois substitutos excelentes.

Incentivamos as mães a introduzir os três cereais ao longo dos próximos meses. O único grão que deve ser evitado de início é o trigo, por ser um alérgeno comum. Novos estudos sugerem que o cereal de trigo já pode ser oferecido aos 9 meses, mas nossa recomendação é esperar até o bebê completar 1 ano. Não há vantagens nutricionais no cereal de trigo que não sejam proporcionadas pelos outros três.

Como começar?

Sua aventura com o mingau de cereais começa com o primeiro dia.

Primeiro dia: comece misturando uma colher de sopa de cereal de arroz com quatro colheres de sopa de leite materno, leite artificial ou água. (A textura, após misturar, deve ser parecida com massa de bolo. Não deve ser muito grossa, como uma pasta, nem tão líquida que escorra da colher.) Você aumentará a quantidade de cereal e de líquido no futuro, mas mantenha a consistência. O desjejum é a melhor refeição para começar a oferecer mingau.

Segundo dia: misture duas colheres de sopa de cereal de arroz com líquido (mantendo a mesma consistência) e ofereça no desjejum.

Terceiro e quarto dias: aumente a mistura para três colheres de sopa no terceiro dia e para quatro no quarto. Mantenha a consistência, acrescentando o líquido aos poucos. O mingau pode, agora, ser oferecido no desjejum ou no almoço.

Quinto dia: se não houver reação alérgica até o final do quarto dia, comece a oferecer cereal três vezes por dia, usando cerca de ¼ de xícara por refeição.

Depois que passar a primeira semana, comece a oferecer os alimentos sólidos nos horários normais de refeição. Por exemplo, se você vinha amamentando ou dando mamadeira para o bebê às 7 horas (desjejum), 11 horas (almoço), 15 horas (jantar) e 19 horas, os sólidos devem acompanhar pelo menos as três principais refeições. Com o tempo, os horários de comer do bebê se alinharão com os do restante da família. Como o mingau de cereais é uma ótima fonte de ferro, continue a oferecer pelo menos uma porção por dia até a criança completar 1 ano.

Combinando alimentos sólidos e a amamentação

A mãe que amamenta não pode se esquecer de proteger sua produção de leite. Continue a amamentar pelo menos cinco vezes ao dia, três delas complementados por alimentos sólidos: no desjejum, no almoço e no jantar. As duas vezes ao dia em que o bebê mama apenas o leite materno são após a soneca da tarde e logo antes de dormir à noite.

Deve-se tomar um cuidado ao combinar amamentação com alimentos sólidos: *não ofereça os sólidos antes da amamentação.* À medida que o bebê se torna mais eficiente no consumo de alimentos sólidos, ele passa a se interessar menos pela amamentação. A diminuição do estímulo leva a uma redução drástica na capacidade materna de produzir leite suficiente para o dia. Em vez disso, ofereça *primeiro* os dois seios e depois os alimentos sólidos.

Se você dá mamadeira, ofereça 60 ml, depois os sólidos e, em seguida, o restante do leite artificial. Depois de acrescentar os alimentos sólidos à dieta de seu bebê, o consumo diário de leite deve diminuir aos poucos de 950 ml para 700 ml. Depois que o bebê estiver consumindo todos os alimentos sólidos, ele deve tomar pelo menos 600 ml de leite artificial por dia, com uma alimentação variada, até completar 1 ano de idade. (Normalmente, os pediatras só recomendam a mudança do leite artificial para o leite de vaca depois que a criança faz 1 ano).

Tome cuidado para não oferecer alimentos sólidos, dar de mamar duas horas depois e oferecer mais sólidos após duas horas. Afinal, você não quer inadvertidamente acostumar seu filho a fazer lanchinhos e perturbar padrões bem estabelecidos de sonecas saudáveis e sono noturno.

Introduzindo legumes

Se o bebê está comendo três porções de mingau de cereais ao dia, ele já está pronto para os legumes. Comece com os amarelos (abóbora ou cenoura) na primeira refeição do dia. Atente para o surgimento de reações alérgicas durante os próximos três a quatro dias antes de oferecer legumes verdes (ervilha ou vagem). Com o tempo, introduza os legumes mais usados na alimentação de sua família.

Porções

Ler os rótulos de potes de papinha e cereal infantil é um bom hábito, porque neles você encontra a lista de ingredientes, as instruções de como servir e armazenar. Sempre que você oferecer um grupo alimentar diferente (legumes, frutas ou carnes), comece com metade de um pote ou menos por alguns dias. Observe se o bebê apresenta irritação excessiva, erupções na pele, coriza no nariz, diarreia ou olhos lacrimejantes.

No quarto e no quinto dias, aumente para um pote pequeno duas vezes ao dia, em geral no almoço e no jantar. Pense no longo prazo e, aos poucos, ofereça ao bebê uma variedade de sabores. Isso diminui a probabilidade de que a criança se torne seletiva e enjoada para comer. Esse tipo de pensamento proativo faz parte da mentalidade de *começar certo*.

Na segunda etapa (6 a 7 meses), sirva cerca de 85 gramas no mínimo duas vezes por dia (uma no almoço e outra no jantar). Você pode continuar a fazer isso durante o oitavo mês ou até começar a oferecer legumes preparados em casa.

Quando oferecer legumes, passe a observar se o bebê não sofre uma alteração na cor de sua pele. Alguns bebês gostam tanto de abóbora e cenoura que os pais os transformam na opção diária. Contudo, legumes amarelos demais na alimentação do bebê podem fazer seu tom de pele ficar ligeiramente alaranjado. O excesso de betacaroteno não oferece riscos; se você observou essa condição em seu bebê, apenas diminua a quantidade de legumes amarelos na alimentação dele.

A introdução das frutas

Como as frutas são alimentos que proporcionam prazer, naturalmente preferidas em relação aos legumes, elas devem ser introduzidas com uma dose saudável de sabedoria. A mãe deve tomar o cuidado de não incentivar a preferência por frutas em detrimento dos legumes, servindo-as primeiro. Ela pode manter isso em mente ao considerar as frutas uma sobremesa, em vez de parte da refeição principal. Assim, ela pode dar cereais e legumes primeiro e as frutas por último.

Que fruta dar primeiro?

A maioria das mães começa com purê de maçã, peras, pêssegos e bananas. Assim como com todos os alimentos novos, inicie no desjejum e, com o tempo, aumente as porções de frutas para duas por dia, por exemplo, no almoço e no jantar (embora as frutas também possam fazer parte regular do desjejum).

Qual quantidade de fruta devo dar a cada vez?

- 5 a 6 meses: 45 a 60 gramas, duas vezes ao dia.
- 7 meses: 85 a 115 gramas, duas vezes ao dia.
- 8 meses: 115 a 170 gramas, duas vezes ao dia.
- 9 a 12 meses: pedaços pequenos ou amassados de fruta fresca.

Nem todas as frutas ou alimentos semelhantes são seguros para o bebê ou digeríveis por ele. Evite oferecer os alimentos a seguir até seu filho completar 1 ano ou conforme a recomendação do pediatra:

Mel*	Adoçantes
Uvas inteiras	Pedaços grandes de fruta
Frutas com a casca	Frutas com semente
Amora-preta	Framboesa
Morango	Sucos cítricos**

*Não ofereça mel, xarope de milho e outros tipos de adoçantes para bebês com menos de um 1 ano de idade. Eles podem ser fatais por causa dos micro-organismos que abrigam.

**Os alimentos cítricos têm elevado índice de acidez, o que causa desconforto estomacal em bebês com menos de 1 ano. Se você tem dúvidas ou perguntas a respeito de determinado alimento, confira com o pediatra.

Com o passar do tempo, o cardápio de alimentos sólidos do bebê ficará simples assim:

- Desjejum: mingau de cereais e frutas.
- Almoço: legumes e frutas.
- Jantar: mingau de cereais, legumes e frutas.

A introdução da carne

O grupo alimentar das proteínas é necessário para ajudar a criar músculos e fortalecer o sistema imunológico. Os membros desse grupo incluem aves e variedades de carne bovina. Como o bebê já recebe uma fonte de proteína facilmente digerível, o leite materno ou artificial, não há urgência em acrescentar carne à dieta do bebê até a terceira etapa (8 a 12 meses) ou depois. Uma porção de 75 gramas por dia é suficiente para atender as necessidades proteicas do bebê. Assim como foi feito com os outros alimentos, comece no desjejum e observe se aparece alguma reação alérgica ao longo do dia. Com o tempo, passe a oferecer carne no almoço ou no jantar.

Existem algumas *advertências* ligadas ao consumo de carne por bebês. Evite carnes processadas com muito sódio, e qualquer carne embutida, como salsichas e linguiças. Para adquirir conhecimento nutricional, é importante ler todos os rótulos e compreender que tipo de carne você está oferecendo ao seu filho.

Outra boa fonte de proteínas é a gema de ovo, mas, como ela não é recomendada para bebês com menos de 1 ano, faz sentido esperar para oferecer ovos depois que a criança completar 1 ano.

Sucos

O suco de fruta transparente e líquido, além de ser a última opção alimentar a fazer parte da dieta de seu bebê, é também a menos necessária. Os sucos oferecem pouco valor nutricional e, por serem doces, devem ser diluídos com 50 a 75% de água. Se você dá sucos, faça-o ocasionalmente ao longo da semana, não todos os dias. Por fim, evite sucos com grumos, como o de laranja e tangerina.

O ministério da agricultura brasileiro obriga os fabricantes a informarem aos consumidores se a bebida é suco, néctar ou refresco. Os sucos são compostos por 100% de suco de fruta, sem aditivos. Os néctares e refrescos, por sua vez, só contêm uma porcentagem de suco de fruta e são complementados com açúcares e sulfatos. O bebê não deve tomar néctar ou refresco durante a primeira infância; e depois, estes devem ser pasteurizados.

Existe uma alternativa aos sucos industrializados. Tente fazer sucos de frutas frescas em casa. Maçãs, peras, kiwis e uvas batidos no liquidificador até adquirir a textura de uma calda são opções refrescantes, saudáveis e apreciadas por todas as crianças.

O preparo de papinhas em casa

Preparar em casa a alimentação do bebê é uma alternativa fácil e econômica em relação às opções industrializadas. Caso se decida a fazer isso, certifique-se de usar alimentos orgânicos, já que eles não contêm nitritos derivados de fertilizantes do solo. Os nitritos foram associados a certo tipo de anemia em bebês.

Para preparar cenoura, ervilha ou vagem, cozinhe os legumes em água até ficarem macios. Bata no liquidificador, acrescentando pequena quantidade de água filtrada, se necessário. Para fazer inhame, batata-doce ou abóbora, asse os legumes no forno até ficarem bem macios. Remova cascas e sementes, bata no liquidificador com água filtrada. Quando preparar em grande quantidade para congelar, sempre esterilize os recipientes. Descongele a papinha na geladeira ou no micro-ondas, nunca em temperatura ambiente.

Livros de receitas são bons recursos para o preparo de papinhas, e muito mais seguros do que a internet. Os livros precisam ser revisados e editados antes da publicação. Já na internet, qualquer um pode postar suas ideias, boas ou más, na sem prestar contas a ninguém. Tenha discernimento em relação a qualquer conselho encontrado na rede.

Educar, em vez de reeducar

A mãe e o bebê passarão tempo considerável juntos durante as refeições, e isso transforma cada hora de comer numa oportunidade de ensinar habilidades básicas para a vida, como o lugar em que as mãos do bebê devem ficar enquanto ele come. Ao oferecer o alimento, dobre as mãos de seu filho e coloque-as longe da colher. Ele não precisa ajudá-la com o processo, embora tente fazê-lo. Quando você passar para a segunda fase de ajustes de *Além do nana nenê*, pode ensinar a criança a colocar as mãos nas laterais da bandeja do cadeirão, ou debaixo da bandeja, em cima do colo, enquanto é alimentado. Falaremos mais sobre isso posteriormente.

Fazemos questão de lembrar que a educação proativa é melhor do que a educação reativa com correção. A criança sempre se sai melhor quando os pais incentivam o comportamento correto, em vez de corrigir comportamentos inapropriados. Por exemplo, a criança sem autocontrole sobre as mãos tende a colocar os dedos na comida, depois no cabelo e depois os limpa na camiseta, resultando em mais sujeira para limpar e em correção. A mãe é forçada a reagir, e a reeducação costuma ocorrer num tom negativo. É melhor não permitir, em primeiro lugar, que a liberdade comportamental se estabeleça, caso ela precise ser corrigida ou restringida constantemente. Isso não é justo com a criança e se tornará uma fonte de frustração para a mãe. É por isso que enfatizamos: *comece certo.*

5

Atividades da hora de ficar acordado

No processo de construção, seja de uma estrutura física ou da constituição moral do ser humano, lançar um alicerce sólido é o segredo para o sucesso futuro. A educação desfavorável ou inadequada, mesmo que aos 6 meses de vida, pode enfraquecer ou minar a habilidade do bebê de se adaptar a mudanças no futuro. É por isso que estabelecer cedo os padrões corretos de "pensamento", que se originam de hábitos saudáveis de comportamento, são os fundamentos básicos do potencial humano. É por isso também que as atividades da hora de ficar acordado, ao longo das várias etapas de *transição da primeira infância*, devem ser compreendidas levando em conta a mente da criança em desenvolvimento e sua necessidade de estimulação própria e adequada dos sentidos. Os pais devem prestar atenção a *quais* expectativas são comunicadas e, ao mesmo tempo, *como* isso acontece.

Quais serão as atividades da hora de ficar acordado de seu bebê e quem estará envolvido nelas? Embora elas devam ser uma interação familiar entre mãe, pai e bebê, também é importante separar um momento para o bebê ficar sozinho, permitindo que ele se absorva por completo em seu novo mundo de descobertas. Mas como criar um ambiente consistente de aprendizagem, e o que é preciso compreender a respeito do período em que o bebê fica acordado?

Privação de desenvolvimento

O termo "privação de desenvolvimento" não se refere à criança que é privada de oportunidades para aprender, mas da que é rotineiramente privada das *melhores* oportunidades para aprender. Existem dois pontos de vista em relação a como fomentar a aprendizagem durante os primeiros meses de vida. Um é a abordagem da "não interferência", que encoraja os pais a agir como *facilitadores* de todo o aprendizado, em vez de assumir, de forma proativa, o papel de *professores* que orientam o processo de pensamento da criança. Essa perspectiva se baseia num pressuposto duplo. Primeiro, os bebês não são capazes de aprender relações de causa e efeito direcionadas pelos pais; segundo, aquilo que eles aprendem é consequência de sua curiosidade impetuosa e momentânea, obtida por meio do acesso irrestrito a toda e qualquer coisa — seja a comida no cadeirão, seja os bibelôs na estante de livros.

Esse ponto de vista conta com dois pontos fracos. Primeiro: todo aprendizado significativo ocorre por acaso, de forma acidental. Isso se deve, em parte, ao segundo ponto fraco. Ambientes de aprendizagem irrestritos, sem direcionamento, costumam estar bem distantes do contexto do mundo em desenvolvimento do bebê. O resultado é que o excesso de liberdade tende a sobrecarregar os sentidos da criança e sua habilidade de processar as informações úteis. É isso que gera a privação de desenvolvimento.

A perspectiva contrastante, que acreditamos fazer mais sentido, coloca os pais no papel de professores proativos, que criam oportunidades de aprendizado em todos os ambientes: do cadeirão ao cercadinho e à sala de estar. Os bebês necessitam de orientação dos pais e, quer elas aconteçam em forma de instruções, quer de restrições, o que os pais fazem é proporcionar "propósito". Todo aprendizado deve ter o "propósito" de fazer sentido e de incentivar a formação de padrões de lógica em desenvolvimento.

Os bebês precisam de orientação e direcionamento dos pais. Devem aprender as reações corretas a situações específicas e, depois, aprender como transferir o conceito de um ambiente para o outro. Por exemplo, analise as duas ordens restritivas: "Não jogue a comida fora" e "Não toque no aparelho de som". Embora sejam ações distintas realizadas em ambientes diferentes da casa, a reação desejada é a mesma: submissão à instrução e a liderança dos pais. Se os pais reforçarem essa instrução na cozinha, mas não na sala, a habilidade da criança de diferenciar o que é esperado do que é permitido fica prejudicada. Em contrapartida, restrições consistentes nos dois ambientes encoraja, na mente da criança, a conexão comum com as instruções recebidas dos pais. Essas "conexões infantis" ajudam a desenvolver padrões mais profundos de lógica que colocam o bebê na pista rápida da aprendizagem.

Abordaremos esse tema fascinante com mais detalhes no capítulo 10, "Assuntos diversos", no subtítulo *Segurança e limites para o bebê*. Por enquanto, basta dizer que as atividades da hora de ficar acordado têm um propósito maior do que simplesmente deixar passar o tempo do bebê entre a última mamada e a próxima soneca. Elas podem promover diversas oportunidades de aprendizado. Aproveite-as!

Oportunidades planejadas de aprendizado

As oportunidades de aprendizado devem ser, em sua maioria, resultado de planejamento, não do acaso. Ajude seu bebê a aprender, inserindo-o em situações interessantes que incentivam naturalmente a curiosidade dele dentro de casa. Elas incluem:

- tempo sozinho para brincadeiras estruturadas;
- tempo com os membros da família;
- tempo para brincadeiras livres.

Tempo sozinho para brincadeiras estruturadas

Brincar ajuda no processo de aprendizagem! Tanto as brincadeiras estruturadas quanto as não estruturadas ajudam seu bebê a descobrir como o mundo funciona. O tempo para brincadeiras estruturadas é um momento específico do dia em que seu filho brinca sozinho. O melhor é começar nos primeiros meses com algo tão simples quanto um cobertor no chão, num lugar em que a mãe consiga ver o bebê, mas o bebê não veja a mãe. Com o tempo, a hora da cobertinha leva à hora do cercadinho, que depois se transforma na hora de brincar no quarto (quando a criança tiver entre 18 a 22 meses, período posterior ao escopo desta obra).

Hora da cobertinha: Pode ser difícil imaginar que um bebê de 6 meses, deitado de bruços num pequeno cobertor com um mordedor colorido, esteja fazendo mais do que apenas passar tempo. Mas a verdade é que a hora da cobertinha proporciona um ambiente separado que permite ao bebê focar e se concentrar, sem ficar distraído pelas imagens e pelos barulhos da casa. Comece a hora da cobertinha antes de seu bebê aprender a se movimentar. Com persistência e consistência por parte dos pais, ele aprende a permanecer dentro dos limites do cobertor. Embora logo ele faça a transição para a hora do cercadinho, haverá várias situações em que a cobertinha funcionará muito bem para a mãe e para o bebê.

A hora da cobertinha pode começar assim que seu bebê conseguir ficar com a cabeça para cima e mexer num objeto com as mãos, a partir dos 4 meses. Inicie com cinco a dez minutos por dia e aumente o tempo até uma duração que seu bebê aceite satisfeito. A beleza da cobertinha é sua mobilidade. É possível colocá-la praticamente em qualquer lugar da casa ou do quintal que seja conveniente para a mãe e o pai. Os avós também acharão útil quando o bebê for lhes fazer uma visita.

Hora do cercadinho: Não sugerimos que você faça a transição para o cercadinho deixando de lado a coberta, pois ambos são valiosos na vida de seu bebê. Porém, quanto antes a hora do cercadinho começar a fazer parte do dia do bebê, melhor. Comentaremos sobre os vários benefícios da hora do cercadinho no capítulo 10, mas gostaríamos de apresentar aqui alguns conceitos básicos. Por exemplo, os cercadinhos fornecem um ambiente "seguro" para aqueles momentos em que a mãe está guardando as compras, tomando um banho rápido ou ajudando outro filho. O cercadinho também pode servir de cama quando a criança estiver longe de casa. Trata-se também de um ótimo centro de aprendizagem para o bebê, pois permite que ele foque e se concentre em um brinquedo, mexa nele com as mãos e descubra como funciona. O cercadinho é o equipamento que pode e deve ser usado pelos próximos doze a dezoito meses.

Tempo de aprendizagem com os membros da família

Enquanto curte seu bebê em crescimento, é importante encontrar o equilíbrio adequado entre brincar com ele e se tornar sua única fonte de entretenimento. Se você, mãe, notar que o bebê se apega a você, recusa a companhia do pai e dos irmãos ou chora quando você sai do ambiente, pode ser que ele não esteja passando tempo suficiente com os outros membros da família. Seguem algumas sugestões para ajudar a manter as atividades centradas na família inteira.

Ler: nunca é cedo demais para ler para o bebê e mostrar livros com figuras coloridas para ele, em especial livros de papelão ou de plástico, que o bebê possa explorar sozinho. Essa é uma atividade divertida na qual os irmãos mais velhos podem ajudar e o pai, com certeza, apreciará. Os bebês sentem prazer em ouvir a leitura, mesmo bem antes de conseguir entender as palavras. O fluxo contínuo de sons, bem como as mudanças na inflexão da voz e nas expressões faciais, atrai a atenção da criança. Aconchegar a criança ao colo enquanto lê melhora ainda mais a experiência.

Banho: o banho é uma ótima oportunidade de se divertir interagindo com o bebê. Você pode cantar, conversar e fazer perguntas como: "Cadê a orelha do Mateus?" e "Onde está o braço do Mateus?". Então responda: "Aqui está a orelha do Mateus!" (balançando-a) e "Aqui está o braço do Mateus" (com uma chacoalhada brincalhona). Brincadeiras atentas e a voz diferente da mãe, do pai e dos irmãos mais velhos ajudam seu bebê a compreender o mundo amigável dos relacionamentos familiares.

Passear: separar tempo para fazer um passeio ao ar livre é uma ótima atividade para toda a família. Aos 6 meses de idade, seu bebê fica fascinado com os tesouros da natureza. Uma simples caminhada é uma grande aventura para ele e, claro, uma atividade saudável para a mãe e o pai também. Colocar o bebê no carrinho voltado para frente atendem melhor a curiosidade em desenvolvimento do que posicioná-lo virado para quem empurra o carrinho, pois, dessa forma, ele não vê nada atrás de si.

Toque físico: o toque físico junto a uma atividade de brincadeira é uma influência saudável sobre o desenvolvimento emocional da criança. Brincar é parte importante do crescimento infantil, inclusive dos bebês. Deitar no sofá, no chão ou na cama, dar beijos fazer cosquinhas e carinhos no bebê aprofunda a conexão humana de amor e segurança.

Resumo

São incríveis as combinações de cores que podem ser vistas num caleidoscópio. Com pedacinhos de vidro colorido e alguns espelhos colocados em ângulos fixos, acrescenta-se um pouco de luz e você pode criar uma variação infinita de formas, cores e desenhos. Os padrões estão em constante mudança e é isso que torna fascinante esse brinquedo. Sem dúvida, você já percebeu como seu bebê está crescendo e mudando rapidamente e como ele fica mais alerta enquanto está acordado. Os bebês são fofos em qualquer idade, mas quando começam a interagir de propósito com você por meio de sorrisos, balbucios e palmas, passam a ser mais do que fofos; assim como o caleidoscópio, refletem a luz de seu mundo em desenvolvimento. Os pais levam luz para o mundo da criança quando administram reflexivamente o que e como seu filho aprende.

A seguir, na seção 2, avançaremos o relógio e revisitaremos as três atividades do dia do bebê, mas da perspectiva dos cuidados relativos a um bebê de 9 meses. O que torna tão empolgante esta fase de *Além do nana nenê* é o estado de alerta cognitivo que começa a dominar as refeições e as horas de ficar acordado. Assim como o caleidoscópio, os padrões de cores mudam à medida que a capacidade de aprendizagem de seu bebê de 9 meses avança!

SEÇÃO 2

Seu bebê dos 9 aos 12 meses

6

Lanches e alimentos para comer com as mãos

Ao abordar as atividades de comer – ficar acordado – dormir na seção 2 (capítulos 6 a 10), adiantaremos o relógio alguns meses. Quais são as principais mudanças e os maiores desafios para o bebê de 9 a 12 meses e o que os pais podem esperar?

Em primeiro lugar, descobrirão que seu filho é, a cada dia, menos bebê, e mais e mais uma criancinha — não só mais alerta, como também tomada por uma sensação ampliada de curiosidade e pela necessidade de descobrir. Essa criança em desenvolvimento vê um objeto de interesse, talvez um pedaço de comida se equilibrando na pontinha do cadeirão ou um bibelô brilhante na estante de livro; e geralmente ela quer o que vê. Acrescente a mobilidade a esse quadro e os desafios cotidianos da mãe e do pai se multiplicam. Que limites serão colocados ou que precauções sensatas devem ser postas em prática? Uma verdade para essa fase é: a mobilidade aliada à curiosidade exige vigilância dos pais, junto ao planejamento da estruturação do dia do bebê. Tudo isso é para benefício da criança e para maximizar a aprendizagem.

Esta seção de *Além do nana nenê* fala sobre o lado prático do planejamento do dia de seu bebê. Analisaremos os comportamentos associados às refeições, horas de ficar acordado e sonecas; além disso, mais do que nunca, mostraremos a você como cada atividade do dia do bebê está conectada. Todas as lições aprendidas no cadeirão podem, de algum forma, se relacionar às lições aplicadas na sala. Essa é uma boa notícia. A má notícia é que todo momento de educação perdido em uma atividade transfere consequências indesejadas para as outras atividades. Mais do que nunca, os pais precisam ficar atentos e em sintonia com o princípio da *conexão do desenvolvimento*.

Como a refeição no cadeirão é a primeira atividade de cada ciclo, é um bom lugar para começarmos nossa conversa. Já falamos sobre a introdução de alimentos sólidos, mas numa época em que somente a mãe dava a comida. Agora, aos 9 meses, algo novo está prestes a surgir na vida de seu bebê. O cérebro dele fará uma conexão sutil, mas muito significativa, que causará impacto sobre o restante de sua vida. Essa conexão é percebida, pela primeira vez, durante a refeição, com a introdução dos *alimentos para comer com as mãos*.

Alimentos para comer com as mãos

A habilidade do bebê de manusear comida com os dedos é um marco pequeno, mas importante no desenvolvimento. Envolve a coordenação da mão na boca com a presença recém-chegada dos reflexos de *segurar* e de *pinça*.

Na verdade, as habilidades de segurar do bebê já existem há um tempo, demonstradas nas vezes em que brinca na cobertinha, buscando um brinquedo e trazendo-o para junto de si usando a coordenação motora grossa do braço e da mão juntos. No entanto, é só aos 8 ou 9 meses de idade que o bebê adquire a habilidade de *segurar* objetos pequenos com os dedos abrindo-os e fechando-os perto do objeto. Ele passa, então, a levar à boca a mão inteira com pedaços de comida dentro.

O *reflexo de pinça* representa o próximo nível de destreza com os dedos. É quando se faz a conexão entre polegar e indicador no cérebro, permitindo que o bebê pegue pedaços pequenos de comida com precisão e velocidade. Tanto o reflexo de segurar quanto o de pinça sinalizam uma grande transição de *Além do nana nenê*: deixar de ser alimentado para se alimentar. Sem essa habilidade básica, a pessoa não consegue conquistar independência verdadeira.

O *reflexo de pinça* abre o leque para uma variedade de alimentos que podem ser comidos com as mãos. A primeira preocupação da mãe não deve ser apenas o valor nutricional dessas comidinhas, mas também a segurança de cada uma delas. Embora a maioria dos bebês de 9 meses já tenha alguns dentes, a textura dos alimentos para comer com as mãos deve ser macia o suficiente para que sejam mascados, não mastigados. Se você está em dúvida quanto à segurança de determinado alimento, coloque-o na boca. Ele se dissolve, derrete ou quebra em pedaços menores sem ser mastigado? Se não, espere até o bebê completar pelo menos 1 ano antes de oferecer o alimento novamente.

Existem muitas comidinhas divertidas e fáceis de manusear para o bebê de 9 meses, que incluem pedaços de banana picada, cereais simples como flocos de arroz ou biscoitos tipo *cream-cracker* mais fininhos. Com o tempo, a mãe pode acrescentar ervilhas bem cozidas, vagem cortada em pedacinhos e pedaços de batata cozida. Além disso, o pediatra do bebê deve ter uma lista de alimentos apropriados para oferecer em cada idade.

É claro, existem alguns alimentos que não devem ser oferecidos ao bebê até ele completar pelo menos 1 ano. Mencionamos alguns deles na última seção, mas confira agora uma lista mais completa.

Alimentos que não devem ser dados antes de 1 ano:

- clara de ovo;
- castanhas ou manteiga de amendoim;
- mel e outros adoçantes;
- legumes crus;

- uvas ou tomates cerejas inteiros;
- framboesas ou amoras inteiras, a menos que você separe tempo para cortá-las em pedaços bem pequenos.

Saiba que, quanto mais alimentos sólidos seu bebê ingerir, mais as fezes dele mudarão. As fezes costumam ficar mais firmes e mudar de cor. Por exemplo, a beterraba deixa as fezes avermelhadas e a ervilha as torna esverdeadas. Infelizmente, nessas trocas de fralda, o cheiro forte e desagradável das fezes humanas comuns se tornará o padrão durante o próximo ano ou mais.

Transmitindo uma mensagem ambígua?

Nós, adultos, não costumamos pensar nas mensagens conflitantes sobre liderança que acompanham a introdução de alimentos para comer com as mãos. Por exemplo, a mãe e o pai estão no controle quando dão a comida com a colher, mas espera-se que o bebê assuma o controle dos alimentos para comer com as mãos. Seria essa uma mensagem ambígua? Do ponto de vista de um bebê de 10 meses, sim! Num momento, a mãe diz: "Aqui está a comidinha, sirva-se". No instante seguinte, diz: "Coloque as mãos na lateral da bandeja. Não toque na comida". Como os pais podem resolver essa tensão?

Uma forma é a mãe servir primeiro a comida dada com a colher (legumes e frutas) e depois oferecer os alimentos para comer com as mãos. O intervalo entre os dois delineia o que a criança pode e o que não pode tocar. Uma segunda opção é a mãe usar um prato com compartimentos e separar a comida — de um lado, alimentos amassados que a mãe irá servir; do outro, alimentos que a própria criança comerá com as mãos. A mãe mantém o controle do prato, que serve de limite. Como você provavelmente já deve estar descobrindo, os conceitos aprendidos durante a refeição costumam ser transferíveis para outras atividades ao longo do dia. *Comece certo!*

Lanches

Os lanches são alimentos divertidos reservados, em geral, para crianças de 11 a 12 meses. As mães experientes lhe dirão que dar lanche demais na hora errada incentiva a formação de maus hábitos alimentares e abre caminho para que a criança fique enjoada para comer. Se você perceber que isso está acontecendo, diminua os lanches. Confira algumas dicas:

1. Não é necessário dar lanches todos os dias.
2. O segredo é a moderação; não deixe que os lanches diminuam o apetite.
3. Não use comida para evitar conflitos.
4. Evite usar alimentos como chupeta.
5. O lugar para fazer lanches deve ser consistente, como o cadeirão; evite deixar que a criança fique andando pela casa durante a hora do lanche.
6. Pense em oferecer o lanche à tarde, quando o bebê acordar da soneca.

A criança enjoada para comer

Assim como todas as pessoas, seu bebê demonstrará preferências de gosto. Embora você às vezes possa dar os alimentos de que ele gosta, o bebê precisa aprender a comer o que o restante da família aprecia. Essa deve ser uma transição natural à medida que o bebê passa das papinhas para a comida normal. Temos a tendência de acreditar que as crianças ficam enjoadas para comer por causa da falta de determinação ou insistência dos pais em determinado alimento.

Assim como fez durante a introdução dos alimentos sólidos, se observar uma resistência forte a algum sabor ou uma textura específica, pare e espere algumas semanas; depois tente de novo. Não é incomum que os bebês passem a gostar de alimentos que rejeitaram algumas semanas antes. A persistência compensa e o bebê terá menos tendência de se tornar uma pessoa enjoada para comer no futuro.

Por fim, tente transformar a refeição numa experiência agradável para todos da família. Algumas das melhores memórias da vida vêm de momentos compartilhados em volta da mesa. Embora coloquemos livros, computadores, plantas e jornais sobre a mesa da cozinha, seu uso mais importante acontece quando os familiares se juntam na hora de comer. Temos algumas sugestões adequadas à idade para tornar as refeições uma experiência alegre em família.

Para crianças com menos de 6 meses: quando possível, coloque o bebê em sua cadeira de descanso perto da mesa. A possibilidade de ver e ouvir a família interagindo ajuda a criar um vínculo inicial com a família. Quando for só a mãe e o pai, criem o hábito de conversar com o bebê durante a refeição. Embora possa haver ocasiões em que o bebê estará no cercadinho ou dormindo durante a refeição da família, tente mantê-lo junto à mesa com os familiares.

6 a 12 meses (ou até ele aprender a comer sozinho): nessa idade, seu bebê pode comer a refeição principal antes de a família se sentar. Então, enquanto os outros comem juntos, ele pode ficar sentado no cadeirão com um brinquedo ou com alimentos para comer com as mãos. Agora todos estão participando do jantar!

12 meses em diante: para manter agradável o momento das refeições em família, faça um esforço mais concentrado de resolver os desafios do cadeirão durante as outras horas de comer, como o desjejum e o almoço. Isso não significa que você não irá corrigir a criança durante o jantar, mas o esforço extra de educá-la nas outras refeições acelerará o processo de aprendizagem e conquistará harmonia quando todos estiverem sentados juntos à mesa.

O desmame do bebê

O desmame é, por definição, o processo de oferecer complementos alimentares em lugar ou em adição ao leite materno. Ele começa no momento em que o bebê toma leite artificial ou quando prova mingau de cereais pela primeira vez. A partir de então, o desmame é um processo gradativo.

Desmame do seio

O tempo de amamentar depende das necessidades e dos desejos mútuos da mãe e do bebê. Ninguém pode dizer ao certo qual idade é ideal para desmamar. Para uns, pode ser 6 meses, para outros, 1 ano ou mais (um ano é uma meta possível de alcançar para a maioria das mães). A amamentação após 1 ano é uma questão de preferência, em vez de uma exigência nutricional, já que existe uma alimentação complementar adequada disponível.

Você pode começar o desmame cortando uma mamada de cada vez e esperar de três a quatro dias antes de eliminar outra. Esse intervalo permite que o corpo da mãe faça os ajustes necessários na produção de leite. A mamada no fim da tarde costuma ser a mais fácil de eliminar, pois é um momento ocupado do dia. Substitua as mamadas por 180 ml a 240 ml de leite artificial — leite de vaca pode ser usado somente se o bebê já tiver no mínimo 1 ano de idade. Se o bebê tiver 9 meses ou mais, sugerimos que você use um copo de transição, em vez da mamadeira. A mudança será mais tranquila se você já tiver oferecido o copo de transição antes do desmame.

Quando o bebê completa 9 meses, precisa de no mínimo mil calorias por dia para um crescimento normal. Algumas dessas calorias vêm de 480 a 700 ml de leite integral. Espere a criança completar 2 anos para oferecer leite com baixo teor de gordura.

Desmame da mamadeira

Quando o bebê tiver por volta de 1 ano, você pode começar a desmamá-lo da mamadeira e passar para o copo de transição. Comece eliminando a mamadeira em uma refeição, substituindo pelo copo. Faça isso na outra refeição, e depois na outra, até a mudança ser completa. O processo pode levar de duas semanas a um mês. A mãe e o pai devem estabelecer o tempo para essa transição, não o bebê.

Encerramos esta seção com um lembrete. Introduzir alimentos sólidos na dieta do bebê é parte natural de seu crescimento e desenvolvimento. Lembre-se sempre de educá-lo de maneira proativa, para evitar a necessidade de corrigir depois: *comece certo.*

7

Educação da primeira infância em diante

Ao longo dos 2 primeiros anos de vida, a criança tem muito pouco entendimento de quais são suas necessidades básicas e não sabe avaliar se a mãe e o pai as estão atendendo de forma satisfatória. Isso não é tão ruim para a criança, já que ela não é responsável por garantir que tudo em sua vida vá bem. Já seus pais têm o dever não só de cuidar a cada momento, mas também de influenciar o comportamento futuro. Em cada geração, os pais são os representantes da sociedade e se espera que eduquem seus pequeninos a fim de se comportarem de forma razoável. O processo inicial dessa verdade esclarecedora exige a compreensão do *quando*, do *como*, *do que* e do *porquê* da educação.

- O *quando* se refere à educação apropriada para a idade: quando devo educar?
- O *como* aborda o processo da educação inicial: como educar?
- *O que* trata das prioridades na educação: o que devo educar?
- O *porquê* esclarece o propósito maior da educação: por que educar?

Assim que seu bebê cruzar o limiar de 9 meses de idade, a educação será mais proposital, pois se tornará mais específica. Isso ocorre, em parte, graças à habilidade do bebê de ajustar o comportamento a uma ampla gama de expectativas dos pais — um feito considerável! Seu bebê passa por um período de crescimento, no qual pode escolher acatar ou não as instruções básicas da mãe e do pai. Essa nova consciência abre as portas para oportunidades múltiplas de educação, desde os momentos no cadeirão, até as horas de brincadeira na sala de estar.

Falando de educação

Assim que o bebê domina o *reflexo de pinça*, está a caminho para se alimentar sozinho, um passo rumo à independência. No entanto, a habilidade motora recém-adquirida de pegar itens pequenos no cadeirão é um elo de desenvolvimento que também pode ser aplicado na sala, onde o bebê, que já se movimenta, consegue agora ver objetos fora do alcance e considerá-los troféus a ser conquistados. Isso muda o jogo para a mãe e o pai, pois a mobilidade da criança junto à curiosidade cria uma sensação de urgência nos pais, exigindo a compreensão prática dos três componentes da educação: *instrução*, *incentivo* e *correção*.

Ao conversar com grupos de novos pais, vemos, com frequência, sorrisos e acenos de confirmação quando falamos sobre o lado prático da instrução paterna e materna, ou do poder de persuasão do incentivo. No entanto, quando a conversa aborda o assunto da correção do bebê de 9 meses em diante, a expressão facial muda para espanto. Por convivermos com novos pais, certamente entendemos por que o pai de um bebê de 9 meses pode achar uma conversa sobre correção um pouco prematura e fora de contexto, dadas as circunstâncias. Contudo, o valor da correção não pode ser desconsiderado nem subestimado quando há um bebê capaz de se movimentar dentro de casa. A segurança dele depende desse tipo de interação por parte dos pais. Vamos então falar sobre isso.

Até os 9 meses, os comportamentos que necessitam de correção são *funcionalmente* — e não *moralmente* — errados. As crianças pequenas precisam ser corrigidas quando cometem ações inapropriadas e inseguras. Mas sendo ainda tão novinhas, os pais lidam com questões relacionadas à "natureza" da criança mais do que com o senso de certo e errado. Na verdade, o bebê de até 9 meses não tem senso de certo e errado porque essa é uma função da consciência superior, que só será desenvolvida dentro de alguns anos. Recém-nascidos e bebês pensam e agem com o foco em "*mim*, *eu mesmo* e *eu*". Todavia, esse egocentrismo básico deve, com o tempo, ser substituído por um pensamento mais harmônico de "*nós*", caso haja qualquer esperança de domar e educar o ego em desenvolvimento.

Educação é um termo positivo que significa "iniciar, estabelecer padrões ou levar alguém a aprender". Você não quer impedir que seu filho explore a vida, mas deseja proporcionar orientações razoáveis durante esse processo. Parte delas inclui a correção de padrões errados e o incentivo de corretos. Se você negligenciar ou subestimar a necessidade de medidas corretivas entre 9 e 12 meses de vida, época em que a criança é muito impressionável, seu pequenino pode começar a infância com déficits comportamentais. Correr atrás do prejuízo em termos de comportamento nunca é fácil.

O processo de educar o bebê é um ato de equilíbrio. Como um banquinho de três pernas, só consegue ficar firme se cada perna estiver intacta e na mesma altura das outras duas. Mais uma vez, as pernas são *instrução*, *incentivo* e *correção*.

- *Instruir* para apresentar as expectativas dos pais.
- *Incentivar* para reforçar o valor das expectativas dos pais.
- *Corrigir* para colocar a criança de volta dentro das expectativas dos pais.

Como instruir o bebê de 9 a 12 meses

Um dos primeiros princípios de dar instruções é garantir que elas estejam alinhadas com a idade da criança e sua capacidade de compreender e cumprir. É razoável que a mãe instrua o filho de 3 anos a voltar para o quarto e guardar seu quebra-cabeça; mas a mesma instrução seria exigente demais para um bebê de 12 meses. Mesmo assim, muitos pais deixam de instruir por acreditar que seu bebê não tem idade para entender. Contudo, sabemos, por experiência, que os bebês de 9 a 12 meses entendem mais do que pensamos. Em parte, isso ocorre porque a compreensão das palavras faladas precede os outros dois níveis de habilidade vocabular: falar e ler. Veja como se desenvolvem os três níveis de compreensão linguística:

Nível 1: Compreensão. O bebê compreende o significado das palavras muito antes de ser capaz de verbalizá-las. Por exemplo, um bebê de 8 meses dá tchauzinho ou bate palmas quando é incentivado a fazê-lo. Com 1 ano, a criança demonstra imensa compreensão do vocabulário, ao responder a instruções como: "Venha aqui com a mamãe", "Sente-se", "Mande beijos" ou "Faça carinho no gato". Ela está respondendo com a compreensão, mas não ainda com a fala.

Nível 2: Fala. Quando tiver por volta de 1 ano, seu bebê começará a balbuciar para brinquedos ou membros da família. Embora você não entenda o que ele está dizendo, aquilo significa algo para o bebê. Esses "pensamentos de palavras", que saem na forma de uma linguagem confusa, representam a tentativa da criança de se comunicar. Com o tempo, ela começará a reconhecer palavras simples que consegue enunciar com os lábios, como "papá" ou "mamã".

Nível 3: Leitura. Nesse nível de compreensão linguística, seu filho começa a associar letras com palavras curtas, em especial substantivos que aparecem com frequência em livros com figuras: cão, gato, rato, cavalo, vaca estão entre os mais comuns. A compreensão leitora começa durante a pré-escola. (Confira uma explicação mais detalhada do desenvolvimento da linguagem no Anexo 1.)

Esses três níveis de compreensão linguística apoiam a ideia de que o bebê a partir de 9 meses está pronto para aprender e guardar na memória. E você, mãe ou pai, está pronto para educar?

Aprenda a falar palavras que promovem vida

Pense em como as pessoas que mais influenciaram você usavam as palavras. Eram palavras que promoviam "vida" ou "morte"? Edificavam ou derrubavam você? Volte para o presente. Se alguém gravasse as conversas em sua família, como seria ouvi-las? O discurso se concentra mais no que a criança faz de errado e não deve fazer ou no que ela faz certo e deve fazer?

Pouco tempo atrás, uma mãe de primeira viagem estava se esforçando para que a filha de 12 meses parasse de gritar. Enquanto estava sentada no cadeirão, a pequena Emily protestava alto com crises de gritos, sempre que sentia que a mãe estava demorando demais para lhe dar comida. Frustrada, a mãe de Emily aumentava o tom de voz para se sobressair ao barulho e implorava: "Pare de gritar!", "Acalme-se!", "Pare de fazer birra!".

Embora a mãe tivesse a esperança de conquistar um pouco de paz na hora da refeição com suas instruções, na verdade, ela estava perdendo a batalha. As instruções se concentravam mais no que Emily estava fazendo de errado, em vez de apontar para a virtude que ela desejava que a filha demonstrasse. A mãe estava ansiosa para acabar com os gritos, mas não oferecia nenhum substituto para eles.

Felizmente, estávamos lidando com uma mãe muito disposta a aprender que transformava os desafios em momentos de educação positiva, empregando o princípio da "vida". Ao dizer com tranquilidade: "Seja paciente, Emily, a mamãe já está chegando", ela passou a apontar para a virtude que desejava incentivar no pensamento da filha. As palavras positivas e cheias de vida substituíram o discurso negativo e desencorajador. As virtudes que a mãe desejava que Emily demonstrasse, "paciência", "calma", substituíram o mau hábito que ela estava originalmente tentando reprimir, no caso, os gritos descontrolados da menina.

Quando os pais se concentram apenas no comportamento errado da criança, acabam não definindo o comportamento correto que querem ensinar. Com o tempo, isso se traduz numa criança que aprende a evitar *o que não fazer*, em vez de *fazer o que deve*.

Em nossa experiência, percebemos que aprender a falar "vida" é um desafio maior para os pais do que para os filhos. Convidamos você a se recordar de sua criação. Quando criança, você já ouviu instruções como: "Não derrame o leite até chegar à mesa"? Essa ordem poderia facilmente se transformar em positiva: "Vamos ver como você consegue ser cuidadoso ao levar o leite até a mesa". Uma sentença tenta desencorajar o errado, enquanto a outra procura incentivar o correto.

Embora a diferença possa parecer mínima, ao longo da vida de seu filho, as palavras positivas e negativas têm efeito cumulativo, pois elas moldam a perspectiva da criança sobre si mesma, os outros e a vida. Aprenda a comunicar vida a seu bebê, instruindo-o a fazer aquilo que você quer, em vez de dizer as coisas que ele não deve fazer.

Fale o nome de seu bebê

Orientar seu bebê com instruções específicas funciona bem. Instruções como "Coloque as mãos ao lado do cadeirão" e "Deixe a comida na bandeja" transmitem a mensagem desejada. Mas existe uma forma mais eficaz de dar as mesmas instruções: inclua o nome de seu filho. Por exemplo, "Mateus, coloque as mãos ao lado do cadeirão". Como ele é, por natureza, *voltado para si*, falar o nome chama a atenção para a tarefa específica que você deseja.

Pense nisto: quando apontamos para algo divertido, naturalmente começamos com o nome. "Mateus, olhe o balão" e "Veja, Mateus, uma borboleta!". Fazemos isso porque queremos que a criança se concentre naquilo que estamos mostrando. Existe algo no nome de seu filho que ajuda a atrair atenção para sua voz. O mesmo princípio funciona quando você dá instruções.

A palavra proferida no tempo certo

O incentivo, conforme anteriormente mencionado, reforça o valor e a importância da instrução dos pais. Como seria o incentivo para um bebê de 10 ou 12 meses? Existe um antigo provérbio judaico que diz mais ou menos o seguinte: "A palavra proferida no tempo certo é como frutas de ouro incrustadas numa escultura de prata" (Provérbios 25.11). Existe algo de inspirador no tempo em que as palavras são ditas. Tente pensar no incentivo como "palavras proferida no tempo certo" na vida dos filhos. O incentivo confirma um comportamento e inspira sua continuidade. Quem não gosta de um tapinha nas costas ou de ouvir "Muito bem!" de alguém que respeitamos? Nossos filhos não são diferentes. Eles se sentem incentivados quando recebem elogios justos.

Os pequeninos, em especial, apreciam os elogios com todo entusiasmo. Eles amam ouvir a mãe, o pai ou os irmãos se empolgarem por algo que eles fizeram ou deixaram de fazer. Por exemplo, Maria, aos 10 meses, percebeu a existência de uma pequena estante com três prateleiras. As prateleiras superiores tinham alguns livros e DVDs que pertenciam a seus irmãos mais velhos. Ele sabia que não poderia mexer naquelas prateleiras. Assim, quando os pais perceberam seu domínio próprio extraordinário, o incentivaram com entusiasmo: "Muito bem, Maria! Você está brincando com os seus brinquedos!".

O que encantou Maria não foram tanto as palavras (embora elas também sejam importantes), mas o entusiasmo no tom de voz. Quando ele está prestes a tocar algo proibido na sala, ouve um tom diferente: "Ma-ri-a!". Nesse caso, o tom é uma advertência com uma mensagem clara. Quando ele se afasta, ouve a mãe dizer com entusiasmo: "Parabéns, Maria! Você obedeceu à mamãe".

O incentivo verdadeiro motiva o comportamento correto; não subestime seu poder. Quando não verbalizamos incentivo aos filhos e ao cônjuge, ainda assim mandamos uma mensagem, mas de que tipo?

Ensine língua de sinais básica para seu bebê*

Comunicar-se por meio de sinais é uma prática universal. Funciona em todas as culturas, em todos os tempos, para todas as faixas etárias. Ensinar o básico da língua de sinais é uma forma maravilhosa de transpor a barreira entre a compreensão linguística e as palavras faladas na vida de seu bebê. Com frequência, a criança de 1 ano fica frustrada quando está sentada no cadeirão e começa a gritar pedindo o que quer. Embora o grito seja uma forma de comunicação, existe uma alternativa melhor. Ensine seu filho a se comunicar usando língua de sinais. Comece com o sinal básico de "por favor".

* Não existe uma língua de sinais universal. Nas páginas seguintes, os autores de *Além do nana nenê* se referem a formas de expressões gestuais próprias da Linguagem Americana de Sinais. Existe, no Brasil, uma língua de sinais reconhecida por lei federal, a Língua Brasileira de Sinais, ou Libras. Para conhecer mais sobre o assunto, acesse o site: <www.legendalibras.com.br/> . [N. do T.]

Por que começar com "por favor"? Porque "por favor" é um dos primeiros atos de submissão voluntária da criança à liderança dos pais. É a primeira cortesia, uma virtude que faz sentido para a criança e a motivará a demonstrar outras formas de cortesia. Também é muito fácil de ensinar. A cada refeição, antes de oferecer o primeiro pedaço de comida para seu bebê de 6 meses, pegue a mão dele e faça o sinal de "por favor", dizendo: "Vamos fazer por favor". Cada vez que você repetir o gesto com eles, estará ensinando um ato básico de cortesia que se tornará parte da vida de seu filho. Quanto mais consistente você for, mais rapidamente o bebê associará o sinal de por favor com receber algo de que ele gosta. Assim como todos os bons investimentos, um retorno valioso logo se seguirá.

Se você começar a ensinar "por favor" a seu bebê de 7 meses, ele voluntariamente fará o sinal para você em algumas semanas ou meses — uma hora irá acontecer! Certo dia, ele verá algo que quer, olhará para você e a mãozinha começará a sinalizar "por favor", ciente de que seu ato trará recompensas.

(Coloque a mão direita sobre o coração e gire no peito em direção ao braço direito).

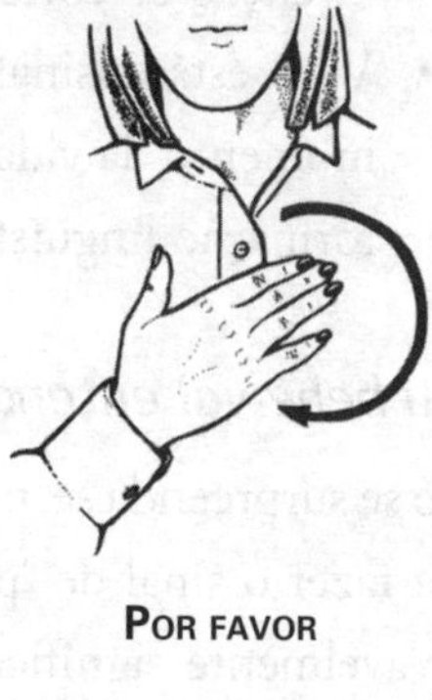

POR FAVOR

Com o tempo, você pode acrescentar "obrigado", "mais", "pronto" e "pare" (veja mais ilustrações de sinais ao final deste capítulo). Quando seu bebê completar 1 ano e demonstrar que já entendeu como fazer um sinal, mas se recusar, use consequências naturais para reforçar a resposta correta. Se ele quiser um brinquedo, mas se recusar a sinalizar "por favor", não entregue. Se for um biscoito, não entregue e o lembre de que ele precisa pedir "por favor" para ganhar. Não entre numa guerra por poder na hora das refeições, nem deixe seu filho sem comer porque ele se recusou a fazer o sinal. Mas seja consistente e persistente; as recompensas serão muitas.

Veja alguns outros motivos para ensinar língua de sinais básica para seu bebê:

- É uma forma de ensinar e reforçar hábitos de autocontrole.
- Ajuda a eliminar formas erradas de comunicação ao proporcionar uma alternativa correta de expressão.
- Funciona como um recurso de correção discreta no futuro. Haverá momentos em que não será fácil ou apropriado corrigir seu filho em público ou verbalmente. O silêncio dos sinais, com a expressão facial da mãe comunica a mesma intenção da correção verbal.
- Você está ensinando uma segunda língua a seu filho num momento da vida em que ele se encontra muito receptivo à formação linguística.

Meu bebê vai entender?

Não se surpreenda se, num certo dia, você pegar a mão de seu bebê para fazer o sinal de "por favor" e ele apresentar resistência. Isso provavelmente significa que seu filho entendeu o que você está pedindo e decidiu: "Não quero fazer". Há pouco tempo, recebemos o bilhete de uma mãe, leitora de *Nana, nenê*, que compartilhou sua surpresa quando a filha de 9 meses resistiu abertamente a suas tentativas de levá-la a fazer o sinal de "por favor":

> Fiquei surpresa quando ela resistiu e tentou me impedir. Percebi que aquela era uma das primeiras batalhas que eu, em meu papel de mãe, deveria vencer. Fiquei firme e, em duas semanas, minha filha estava fazendo "por favor" feliz e voluntariamente quando queria algo. Mais surpreendente ainda foi a lição que eu aprendi: a submissão abriu caminho para a felicidade dela. Agora ela tem 20 meses e faz sinais de "por favor", "obrigada", "mais", "pronto", "mamãe", "papai" e "eu te amo". Tudo isso além de suas habilidades verbais em desenvolvimento.

A habilidade dessa menina de se comunicar surpreendia tanto seus pais quanto as outras pessoas que entravam em contato com ela. O ensino de sinais no início da vida dá frutos agora e no futuro. Divirta-se!

Use as duas mãos e junte as pontas dos dedos duas vezes.

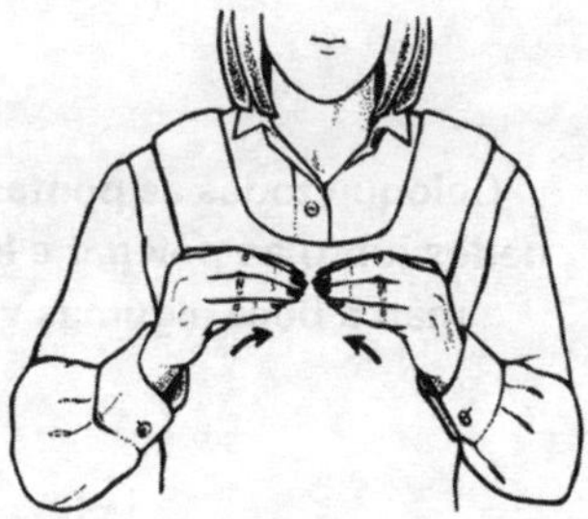

MAIS

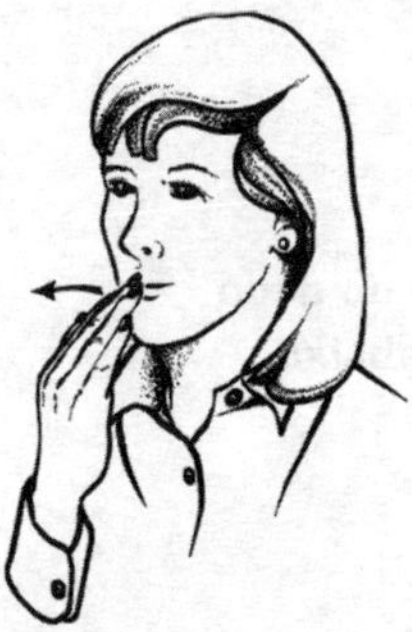

Coloque a ponta da mão (dedos unidos) contra a boca e jogue a mão para frente, como se estivesse mandando um beijo.

OBRIGADO

Coloque as mãos a sua frente, com as palmas voltadas para fora e os dedos separados. Vire as mãos em direção ao peito e depois para fora.

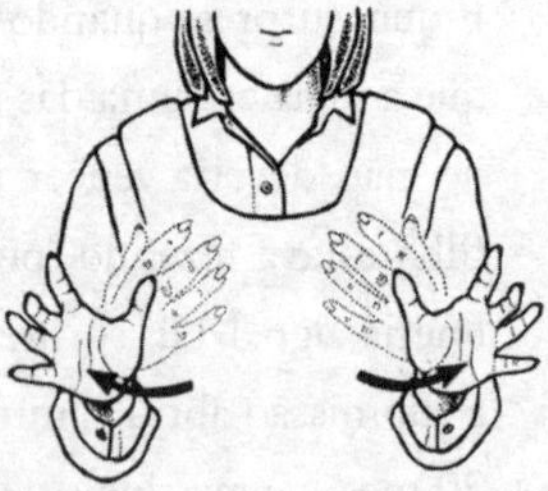

PRONTO

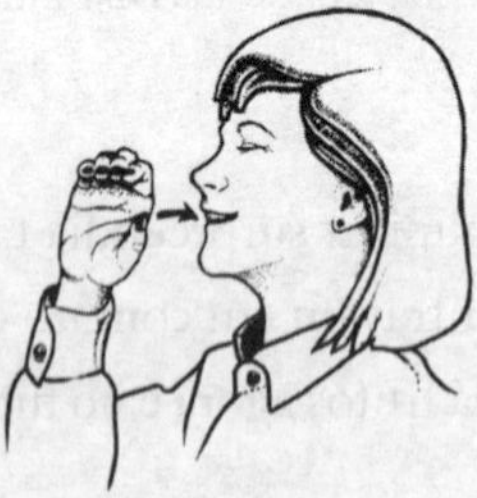

BEBER

Coloque a mão em forma de "C" em frente à boca e aproxime-a da boca, como se estivesse tomando um gole em um copo.

Coloque todas as pontas dos dedos junto ao polegar e leve a mão à boca algumas vezes.

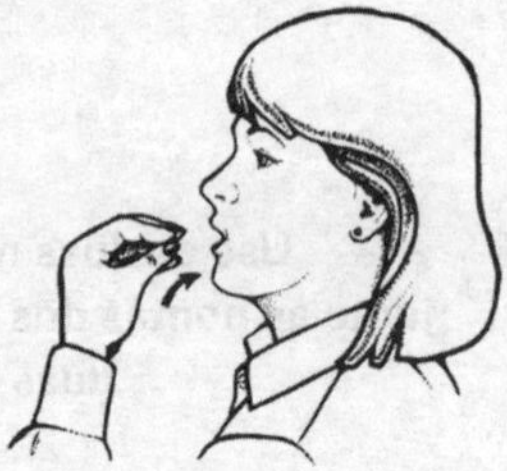

COMER

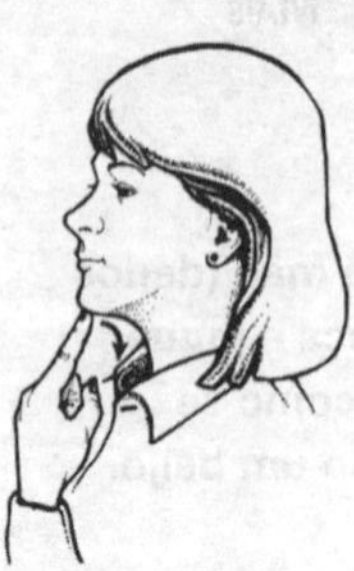

COM SEDE

Escorregue a ponta do dedo indicador pescoço abaixo.

Com a mão em forma de "C", coloque-a em baixo da garganta com a palma virada para você e leve-a para baixo.

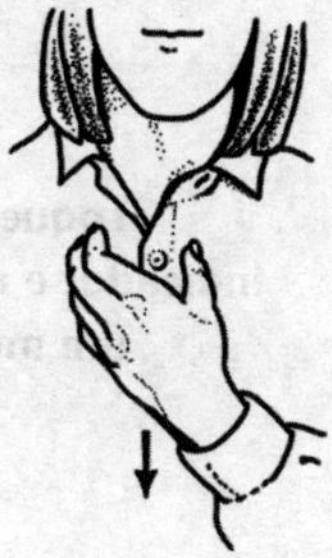

COM FOME

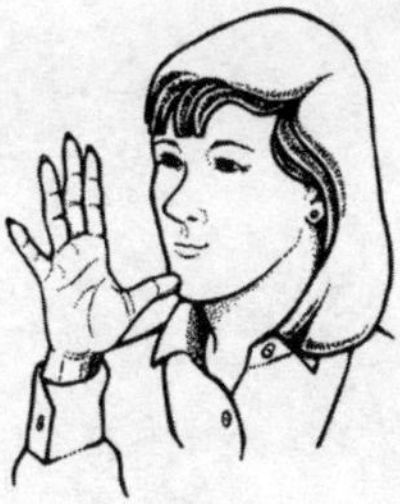

MAMÃE

Com os dedos separados, o polegar toca o meio do queixo.

Com os dedos separados, o polegar toca o meio da testa.

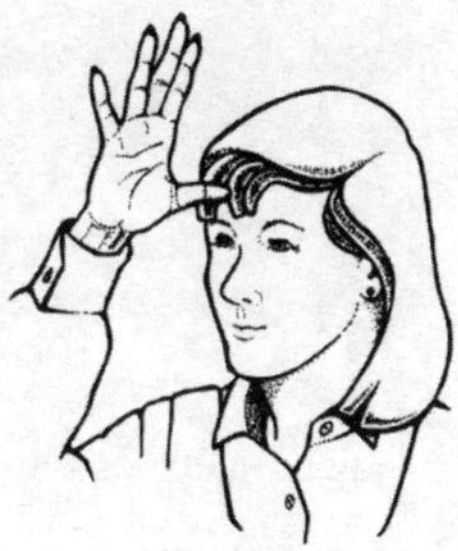

PAPAI

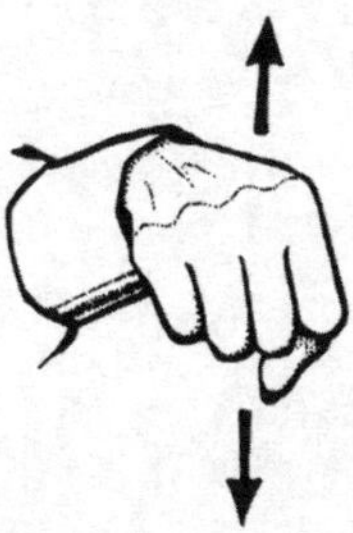

SIM

Com a mão fechada, balance o punho para cima e para baixo.

Toque o polegar com o indicador e o dedo médio em um movimento rápido.

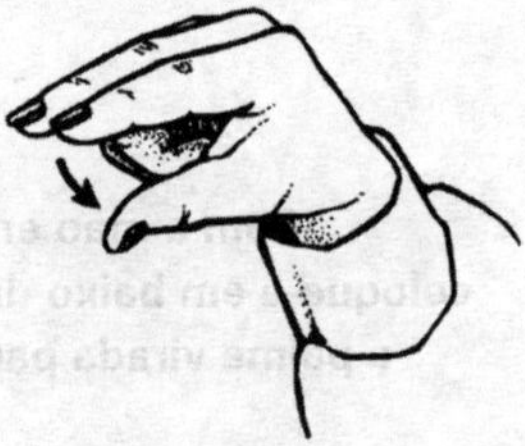

NÃO

8

O sentido da correção

Alguns pais acham difícil processar uma conversa sobre a correção de bebês de 9 a 12 meses. Afinal, que erro maldoso uma criança de 10 meses seria capaz de fazer para receber ações corretivas? Infelizmente, a confusão existe porque os termos "correção", "consequências" e "punição" costumam ser usados de forma intercambiável, como se todos significassem a mesma coisa. Isso não é verdade! Preste atenção a este fluxograma:

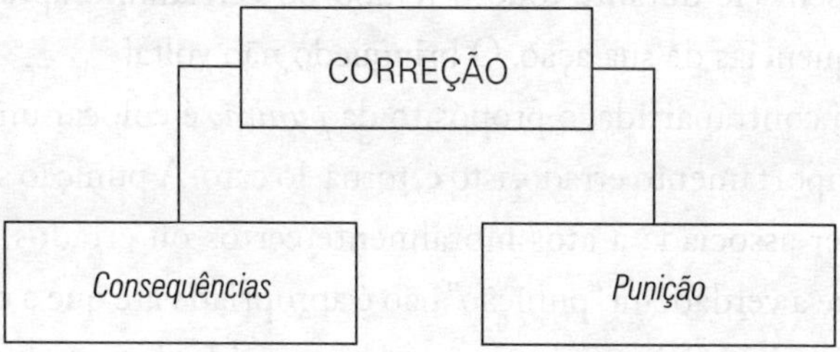

A maior parte da correção a bebês de 9 a 12 meses envolve comportamentos relativamente inocentes, embora os comportamentos em si sejam perigosos ou destrutivos em potencial. Por exemplo, o bebê de 10 meses que engatinha é curioso em relação a tudo: as estatuetas brilhantes no armário de livros, quanto dá para puxar a folha de uma planta antes que o caule se quebre, para onde levam as escadas, quanta comida dá para jogar no chão antes que a mãe perceba. Embora essas ações sejam erradas no sentido "prático", não são motivadas por um coraçãozinho que procura maldosamente fazer algo errado (isso acontecerá com o tempo, mas levará alguns anos). Contudo, mesmo os comportamentos errados não intencionais necessitam ser corrigidos. Conforme observado, o propósito da correção é levar a criança de volta aos trilhos do comportamento correto, pois ela está se dirigindo para o rumo errado. Isso pode ser feito por meio do incentivo e de consequências apropriadas para a idade, mas não em forma de punição. *Nunca!*

As consequências e a punição são subcategorias da correção, e independem uma da outra. As consequências estão ligadas a ações específicas, ao passo que a punição diz respeito a um sistema de crenças. O bebê de 10 meses que joga o mesmo brinquedo para fora do cercadinho várias vezes e a mãe vai buscar para ele, aprende a brincar de "mamãe pega". A criança que joga o mesmo brinquedo e fica sem ele durante todo o tempo no cercadinho aprende as consequências de sua ação. O brinquedo não volta!

Em contrapartida, o propósito da *punição* é colocar um valor no comportamento errado, isto é, torná-lo caro. A punição sempre deve ser associada a atos moralmente certos ou errados. É por isso que a verdadeira "punição" não é apropriada até que a criança tenha idade suficiente para entender o sentido de certo e errado. Isso só ocorre depois da formação da consciência, que emerge por volta dos 3 anos de idade. A conclusão? O bebê não deve ser punido. Bebês e crianças pequenas fazem muitas coisas inseguras e insensatas. É por isso que, durante a fase de *Além do nana nenê*, as batalhas não são tanto sobre o certo e o errado, mas, sim, sobre saúde, segurança e manter a criança nos trilhos. Os pais podem educar nesses aspectos usando consequências.

Agora que já fizemos a distinção entre correção, consequência e punição, passaremos para atividades específicas da hora de ficar acordado e os desafios comuns a essa faixa etária.

Desafios no cadeirão

Os desafios da hora de ficar acordado acontecem ao longo do dia e muitos deles surgem quando seu pequenino estiver sentado no cadeirão. Embora os problemas de conduta listados e as ações correspondentes sejam diferentes, o método de correção é, de modo geral, o mesmo. Problemas de conduta comuns no cadeirão incluem:

- virar o prato;
- arremessar comida e jogá-la no chão;
- brincar com a comida;
- colocar a mão suja no cabelo;
- bater forte na bandeja;
- ficar em pé no cadeirão;
- jogar as costas para trás;
- fazer bolhas com a comida na boca;
- gritar.

Os comportamentos citados têm duas coisas em comum: acontecem durante a refeição e quando a criança está sentada no cadeirão. Como eliminar a refeição está fora de cogitação, você precisará se esforçar para acabar com os desafios no cadeirão. Vamos analisar dois exemplos: virar o prato e jogar comida para fora do cadeirão de forma intencional.

Eduque, em vez de reeducar

Os pais devem colocar o alimento para comer com as mãos diretamente na bandeja limpa do cadeirão ou num prato. Quando a comida está no prato, uma tentação comum a todos os bebês, numa ocasião ou outra, é a de virar o prato para ver o que acontece. Isso pode ser ótimo para o cachorrinho da casa, mas nem tanto para a mãe. Esse é o momento para a correção; mas que tipo de correção é apropriada para a idade? Veja quatro opções:

1. Correção verbal: oriente seu pequenino usando a voz, num tom firme, mas não rude. Às vezes, falar alto será necessário para chamar a atenção da criança, mas saiba que o tom urgente ou enfático não é o mesmo que ser rude. Acompanhe a correção verbal com a mão ou o dedo, enfatizando a área problemática. Por exemplo, caso seu filho esteja jogando comida para fora do cadeirão de forma intencional, pegue a mãozinha dele e a segure longe do alimento, enquanto diz: "Mateus, não! Não jogue a comida fora!". Se o Mateus estiver fazendo bolhas com a comida, coloque o dedo na boca dele, faça uma leve pressão e fale firme: "Mateus, não! Deixe a comida dentro da boca". O mesmo princípio se aplica se as mãozinhas dele estiverem prestes a encostar em algo da sala que você definiu como proibido.

2. Um aperto leve a moderado na mão: os pais consideram este segundo método muito eficaz, pois o desconforto, mesmo que leve, atrai a atenção mais rapidamente do que qualquer outra coisa. A intenção não é causar dor com o propósito de punir, mas chamar a atenção da criança, para que você consiga educá-la a cumprir as expectativas razoáveis da hora da refeição. Apertar de leve a mão da criança para chamar-lhe a atenção não causará prejuízos psicológicos em seu filho, não afetará sua autoestima, não o ensinará a bater em outras crianças, a ser violento, nem o levará a abusar dos próprios filhos quando for adulto. Quantas vezes os educadores se sentem tentados a pensar em extremos para evitar o óbvio ou o desconfortável! A sociedade depende dos pais para desenvolver em seus filhos o senso saudável de domínio próprio e isso não é tão difícil quanto algumas pessoas fazem parecer.

3. *Perda de um privilégio ou brinquedo*: tirar um privilégio ligado à refeição, como a sobremesa ou o brinquedo favorito depois de comer é uma consequência lógica que educa com eficácia. O propósito das consequências lógicas é reforçar suas instruções verbais. Por exemplo, digamos que seu filho tem agora 13 meses e entende com clareza o que significa "por favor" e o que a mãe espera. Ele aponta para algo que deseja, mas se recusa a sinalizar ou dizer "por favor". Não entregar o objeto até ele ceder é não só a consequência lógica de uma decisão sobre a qual ele tem controle, mas também um forte motivador para que a criança se submeta a seus valores.

4. *Isolamento no berço ou no cercadinho*: o isolamento afasta a criança do ato ou do local de conflito. Provavelmente o bebê reclamará, mas logo ele conseguirá estabelecer a conexão entre o que fez (ou deixou de fazer) e suas instruções. Depois de algum tempo de isolamento, tente colocá-lo de volta no cadeirão ou no lugar que criou o problema e veja se ele aprendeu a lição. Se tiver aprendido, incentive-o com palavras de elogio; se não, o dia de amanhã proporcionará novas oportunidades de aprendizado.

Os pais se perguntam se usar o berço como lugar de dormir e de isolamento pode causar confusão para o bebê de 10 meses. Não se preocupe, isso não acontece. Até os bebês são capazes de entender a diferença entre a hora de correção e a hora de dormir.

Observação: as palmadas, conforme praticadas tradicionalmente pela sociedade, não são uma forma apropriada de correção nesta fase de desenvolvimento, entre 9 e 12 meses de idade. Os pais podem conseguir aquilo de que necessitam usando a correção verbal, o aperto na mão, a perda de privilégio e o isolamento apropriado.

Resumo

Seja um desafio na hora da refeição ou na sala de estar, uma coisa é certa: as consequências imediatas e consistentes aceleram o processo de aprendizagem. No passado, os educadores se preocupavam com os pais que forçavam a criança demais. Hoje, a preocupação é com os pais que não estimulam os filhos o suficiente no que se refere às habilidades básicas da vida, como a motivação do autocontrole.

9

As sonecas e o sono noturno

Conforme afirmamos em *Nana, nenê*, sempre que há habilidade, existe uma capacidade natural. Seu bebê já demonstrou tanto a capacidade natural quanto a habilidade de dormir a noite inteira, prática que foi adquirida com treinamento. Este capítulo se concentra nas atividades ligadas ao sono e em suas várias transições. Mais tarde, neste mesmo capítulo, responderemos às perguntas mais comuns sobre sono e sonecas nessa etapa de crescimento.

As transições de sono

Padrões estáveis de sono estão ligados à rotina e a ritmos previsíveis de comer – ficar acordado – dormir estabelecidos desde o início. No entanto, se houver perturbações na hora de comer e ficar acordado do bebê, haverá mudanças correspondentes no padrão de sono. Previna-se sendo o mais consistente possível em relação às refeições e sonecas. O sono é uma parte importante da vida do bebê e continuará a ser durante os primeiros anos da infância.

Eliminando a soneca no fim da tarde

Crianças pequenas precisam descansar durante o dia. Para a mãe adepta de *Nana, nenê*, o procedimento é relativamente simples. Quando chega a hora da soneca, o bebê é colocado no berço. Não mudará muita coisa ao longo dos próximos doze meses. Aos 5 meses de idade, o bebê AOP tira duas sonecas de uma hora e meia a duas horas e mais um cochilo no fim da tarde. Entre 6 e 8 meses de idade, a necessidade de sono diminui à medida que aumentam os períodos de ficar acordado. Isso é ainda mais perceptível nos bebês que dormem de dez a doze horas por noite. O centro de sono no cérebro do bebê começa a mandar um sinal de despertar se houver sono demais num período de 24 horas. É então que você percebe que o bebê está pronto para eliminar o cochilo da tarde. Existem três sinais comuns de que chegou o momento:

1. O bebê começa a acordar no meio da noite.
2. O bebê acorda muito cedo pela manhã.
3. O bebê acorda mais cedo de uma ou das duas sonecas diurnas, dormindo apenas 45 minutos na maioria das vezes.

No entanto, é preciso tomar cuidado, pois os sinais acima não estão ligados apenas a transições de soneca. Outros fatores podem provocá-los, como fome, doença e talvez o nascimento de dentes. Analise todas as probabilidades antes de favorecer um fator específico. Se você acredita que o sinal está ligado ao sono, elimine o cochilo primeiro. Essa transição de sono também pode exigir que você crie uma hora de ficar acordado mais longa pela manhã, diminuindo 30 a 45 minutos da soneca matinal.

O bebê continuará a tirar duas sonecas por dia até a próxima transição de sono, quando ele eliminar a soneca da manhã. Em geral, isso ocorre entre 15 e 24 meses de idade.

Existem outros motivos que podem levar seu bebê a acordar antes de fazer uma soneca completa. Ele pode estar pronto para começar a comer alimentos sólidos, estar com a fralda suja ou com o braço ou a perna presos na grade do berço. É nesse momento que a avaliação dos pais é necessária. Uma rápida olhada no capítulo 6 de *Nana, nenê*, no qual discutimos os muitos fatores que perturbam as sonecas, pode ajudar.

Se você não conseguir descobrir prontamente por que o bebê está acordando antes da hora, tente acariciar suavemente as costas dele, garantindo-lhe que você está presente, ou pegue-o no colo e embale-o enquanto sussurra suavemente. Ouvir a voz tranquilizadora da mãe ou do pai durante um momento de estresse é muito confortante. Depois que o bebê ficar calmo, coloque-o delicadamente de volta ao berço. Se o bebê continuar inquieto, talvez a soneca tenha terminado. Se você escolher essa opção, simplesmente reajuste o horário do restante do dia e monitore os padrões de sono do dia seguinte.

O bebê fatigado

O bebê cansado costuma recuperar o sono necessário com uma boa soneca ou, pelo menos, após um ciclo de 24 horas. O bebê fatigado, porém, luta contra o sono, mesmo passando por uma perturbação dos ciclos de sono que exige atenção especial. Se você reagir mantendo o bebê acordado e deixando que ele pule sonecas, o problema só se intensificará. Se você tentar forçar o sono não atendendo ao choro (provocado pelo motivo legítimo da fadiga), a mãe e o pai logo se transformarão em ruínas emocionais e o bebê não será ajudado.

Vamos analisar o contexto e a peculiaridade desse desafio. Na família de *Nana, nenê*, o sono saudável tem dois componentes primários dos quais a maioria das mães não deseja abrir mão: sonecas completas, sem acordar, e sonecas tiradas no berço. Embora ambos sejam importantes, um deles precisa ser temporariamente suspenso pelo bem maior do bebê: a restauração de seu ritmo de sono natural.

A fadiga infantil é bem parecida com a adulta. Todos sabemos como é se sentir tão cansado a ponto de não conseguir dormir. Isso acontece porque a fadiga ataca nosso ritmo de sono, impedindo que passemos pelos altos e baixos dos estados de sono ativo e tranquilo. Para o bebê, pode ser o resultado de uma rotina fora de controle por vários dias, em especial durante as sonecas. A prioridade da mãe deve ser encontrar uma solução sem estresse que reestabeleça o ritmo circadiano do bebê.

Se você suspeita que o desafio que seu bebê está enfrentando seja a fadiga e tem condições de colocá-lo de volta em sua rotina previsível, sugerimos que vá para uma cadeira confortável, com um bom livro, e deixe que ele tire uma soneca em seus braços. Esse procedimento pode se estender até o dia seguinte, mas o bebê deve voltar a fazer as sonecas no berço até o terceiro dia, se não antes.

Esse ajuste temporário funciona porque a tensão entre a necessidade de dormir e o lugar apropriado para o sono é suspensa temporariamente, a fim de que o bebê tenha o sono restaurador de que precisa. Você não criará um "mecanismo de indução ao sono" porque o ajuste durará por poucos dias. Em vez disso, estará satisfazendo as necessidades de sono de seu pequenino, ajudando-o a superar a fadiga.

É claro que a prevenção é o melhor remédio e sempre será. Por isso, pense em como seu bebê, que dormia com perfeição, ficou fatigado, pois não aconteceu simplesmente por acaso! Um único dia de suspensão da rotina do bebê não causa a condição de fadiga. Observe o que está acontecendo em sua casa e com os horários do bebê, e faça os ajustes necessários.

Não subestime esse desafio de sono. Um excelente estado de alerta vem de um ótimo sono. É durante os períodos de excelente alerta que o cérebro do bebê cresce e se desenvolve. Maus hábitos de sono causam impacto negativo sobre os transmissores neuroquímicos do cérebro que estimulam o crescimento.

Sono noturno

Aos 6 meses de idade, o padrão de sono noturno de seu bebê já deve estar bem estabelecido. Uma média de dez a doze horas de sono contínuo é a norma. Esse padrão mudará pouco ao longo dos próximos anos, com exceção de algumas interrupções temporárias, causadas por doença ou transições nas sonecas diurnas.

Mecanismos de indução ao sono e problemas

O sono é uma função natural do corpo. O sinal mais importante de sono do bebê é a sonolência. Alguns mecanismos de indução ao sono, como um cobertor especial ou bicho de pelúcia, costumam ser inofensivos; já outros, como a mamadeira noturna, a chupeta e o hábito de chupar o dedo podem viciar. O problema não é fazer a criança dormir, mas ensiná-la a cair no sono sem o mecanismo indutor. Vamos analisar mais de perto essa questão.

A mamadeira

Muitas crianças são condicionadas a dormir tomando mamadeira e dependem dela para cair no sono. Você pode evitar esse mecanismo de indução ao não ter o hábito de colocar seu bebê para dormir com a mamadeira na boca — e poupá-lo de problemas dentais no futuro. Isso não quer dizer que a criança nunca possa tomar mamadeira no berço. De vez em quando, pode haver uma soneca em que o bebê, a mamadeira e o berço se transformam numa aliança conveniente para a mãe ocupada. Contanto que o comportamento não se transforme em hábito, não será viciante.

A cobertinha

Para evitar que seu filho se apegue demais a um cobertor, limite seu uso ao berço ou à cama e, em algumas ocasiões, a uma longa viagem de carro. Não deixe o bebê carregá-lo para todo lugar. Ajude-o a aprender que a verdadeira segurança está ligada aos relacionamentos, em especial com a mãe e o pai, e não a objetos.

A chupeta

Há muitos bons motivos para um recém-nascido usar chupeta, mas, aos 6 meses de idade, a necessidade de sucção sem fins nutritivos já diminuiu em boa medida. Seu filho precisa da chupeta para cair no sono? Se for o caso, agora é o momento de começar a vencer esse hábito.

Com certeza, será mais fácil tirar a chupeta aos 6 meses do que aos 12 ou 18 meses de idade. Funciona melhor tirá-la aos poucos. Comece com uma soneca sem chupeta e vá passando para as outras sonecas, até chegar ao sono noturno. Esteja ciente de que haverá um pouco de choro, mas lembre-se de que isso será apenas temporário. Outra sugestão é furar a chupeta com uma agulha com o objetivo de liberar o vácuo. É a bolha de vácuo que torna a chupeta agradável; quando ela acaba, o prazer diminui e a própria criança costuma rejeitar a chupeta. Essa sugestão se aplica tanto a um bebê de 6 meses quanto ao de 16.

Choro súbito e inexplicável

É assustador! Seu bebê chora como se estivesse com dor, mas você não sabe por quê. Primeiro, você confere a temperatura na testa, para ver se há algum indício de febre. Depois verifica os ouvidos e o nariz. Nenhuma vermelhidão, e isso é bom sinal. Em seguida, você examina a boca do bebê para ver se há algum dentinho nascendo. Não há nada por ali, então o exame acaba.

Não assim tão rápido! Há algo mais que você deve conferir: os dedos das mãos e dos pés de seu bebê. A síndrome do torniquete acontece quando um único fio de cabelo, em geral da mãe, ou uma fibra do carpete ou tapete no qual o bebê estava brincando, de algum modo se enrola num dedo da mão ou do pé. Embora seja algo difícil de perceber, com o tempo, começa a apertar e suprimir a circulação até o membro, causando inchaço, inflamação e dor. Com frequência, o problema não é percebido porque o bebê está de meia ou macacão. Isso não explica todos os choros súbitos e inexplicáveis, mas alerta para a necessidade de conferir completamente o corpo do bebê todos os dias.

Perguntas sobre o sono do bebê de 9 a 12 meses

Algumas interrupções podem transformar em desafios as ótimas sonecas e o excelente sono noturno do bebê. Não se preocupe, a maioria desses desafios tem explicação e logo pode ser controlada. Estes são os desafios de sono mais comuns dos bebês de *Além do nana nenê*:

1. Nosso bebê de 6 meses sempre dormiu a noite inteira. Agora, de repente, ele acorda chorando. Por que isso está acontecendo? O que devemos fazer?

Esse é um problema comum entre 5 e 8 meses. Embora *Nana, nenê* cite um grande número de motivos específicos para o bebê acordar cedo, costumam existir quatro causas gerais:

Primeira: a primeira causa é a fome. O fato de o bebê acordar pode ser sinal de que ele está passando por um pico de crescimento. Se você suspeita de que esse seja o caso, acrescente de uma a duas mamadas ao longo do dia ou tente complementar com uma mamadeira após dar o peito para ver se isso resolve o problema. Ele também pode acordar antes da hora por estar pronto para comer alimentos sólidos ou porque sua produção de leite está aquém das necessidades nutricionais do bebê.

Segunda: pode ser hora de eliminar a soneca do fim da tarde. Com três sonecas completas por dia, o corpo do bebê pode estar enviando sinais de que ele está dormindo demais.

Terceira: o nascimento de dentes ou doenças afetam o sono. Esses fatores são mais fáceis de identificar, porque costumam ser acompanhados de irritação durante o dia.

Quarta: houve alguma mudança significativa na rotina diurna de seu bebê? A semana está ocupada? Você acabou de começar num novo emprego? O bebê é entretido por amigos, parentes ou colegas de trabalho a ponto de pular sonecas? Bebês cansados demais ficam inquietos quando colocados para dormir. Você tem parentes que sentem o dever de segurar o bebê o dia inteiro? Você acabou de voltar de uma longa viagem? Avalie todas as fontes possíveis para o problema e faça as mudanças apropriadas, sabendo que pode levar de dois a três dias para colocar seu pequenino de volta à rotina. Faça o que puder para proteger as sonecas dele.

2. Nosso filho aprendeu a ficar de pé no berço, mas não sabe deitar de novo, então começa a chorar. O que devemos fazer?

Ficar de pé no berço é só metade de uma habilidade recém-adquirida. A outra metade é aprender como se deitar de novo, depois de levantar. Você pode ajudar o bebê nesse processo usando alguns minutos depois de cada soneca para mostrá-lo como se sentar. Pegue as mãos dele com firmeza e guie-as descendo as grades do berço para ajudá-lo a se assentar. Com o tempo, ele se acostumará com a sensação de descer. Se você entrar todas as vezes para ajudá-lo a sentar, adiará o processo de aprendizagem. Tente analisar as coisas do ponto de vista do bebê: "por que me preocupar em aprender a sentar se a mamãe sempre vem e me ajuda?".

3. Nosso filho sempre perde a chupeta de noite e começa a chorar. O que devemos fazer?

Provavelmente chegou a hora de tirar a chupeta do bebê, para impedir que tanto ele quanto os pais se privem de sono.

4. Nosso bebê tira a coberta à noite, fica com frio e então começa a chorar. O que podemos fazer?
As crianças se mexem durante o sono e é difícil para elas permanecer cobertas. Os pais têm duas opções preventivas: agasalhar o bebê à noite ou adquirir um aquecedor seguro para o quarto. Tome cuidado para não deixar o aquecedor perto demais da criança, pois o superaquecimento é uma ameaça maior à saúde do que ficar com frio. Os aquecedores também têm a tendência de deixar o ar mais seco, causando problemas respiratórios em bebês.

5. Meu marido e eu viajaremos durante as próximas semanas. Como manter a rotina do bebê, em especial com a mudança de fuso horário?
Antes de partir, dê ao bebê a oportunidade de dormir em outros lugares além do berço. Isso pode ser feito usando o cercadinho para algumas sonecas ou para o sono noturno. Durante algumas noites, coloque o cercadinho na sala de estar, de TV ou em seu quarto, fechando as laterais do cercadinho com algumas cobertas. As cobertas reduzem as distrações, delimitando o ambiente de sono da criança. Se for possível, leve o cercadinho e os mesmos cobertores para a viagem; se não, pegue emprestado algumas cobertas e um cercadinho quando chegar ao destino.

Se a viagem envolve mudança de fuso horário, o ajuste será relativamente automático. Quando houver uma variação de até três ou quatro horas, faça o ajuste na rotina do bebê assim que chegar. O tipo de ajuste depende se a viagem é do leste para o oeste ou do oeste para o leste. No primeiro caso, você terá um dia ampliado; no segundo, a noite começará mais cedo. Se o dia for ampliado, acrescente uma refeição e talvez um cochilo. Quando você for do oeste para o leste, divida pela metade a diferença da hora de dormir entre o fuso horário antigo e o novo. Se o bebê costuma dormir às 19 horas, num fuso horário três horas adiantado, o equivalente seria

22 horas. Divida a diferença entre os dois fusos para encontrar o primeiro horário de dormir do bebê no novo local, no caso, 20h30. Ao longo dos próximos dias, vá levando a hora de dormir até 22 horas, fazendo os ajustes necessários na rotina diurna.

6. Meu bebê de 7 meses ainda reclama de cinco a dez minutos em cada soneca. Ele vai superar isso ou estou fazendo algo errado?
Sim, ele vai superar. Alguns bebês tendem a ficar mais inquietos do que os outros antes de se acalmar para a soneca. A ciência não consegue oferecer uma explicação completa para o motivo de alguns bebês serem mais predispostos à irritabilidade e parecerem precisar de um bom choro pelo menos uma vez ao dia. Contanto que o bebê não esteja com fome, dor ou doente e tire boas sonecas, esse curto período de inquietação um dia se tornará algo do passado.

7. Meu bebê dorme treze horas por noite. Isso é um problema?
Sim. A *causa* costuma ser (mais nem sempre) sonecas diurnas de má qualidade ou inexistentes. Seu bebê dorme mais de noite por causa da fadiga ao longo do dia. Trabalhe para consolidar bem as sonecas. Ao fazer isso, o sono noturno do bebê entrará na média normal. O *efeito* do sono noturno estendido é o impacto negativo sobre a produção de leite da mãe. Ao fazer as contas, você logo perceberá que as onze horas restantes do dia não são suficientes para manter a nutrição adequada por meio da amamentação. Se o problema do excesso de sono noturno persistir, entre em contato com o pediatra.

Resumo

À medida que seu bebê se aproxima da fase que vai dos 9 aos 12 meses, o total de sono necessário durante o período de 24 horas diminui aos poucos, embora a qualidade do sono permaneça. O declínio ocorre durante o dia: o bebê passa de três sonecas para duas e depois de duas para uma. Quaisquer problemas que você enfrentar com o sono de seu filho serão pequenos comparados com os passos gigantes já dados na estabilização dos horários de sono.

10

Assuntos diversos

As questões mais básicas envolvendo a alimentação, a hora de ficar acordado e as transições nas sonecas do bebê de 9 a 12 meses foram abordadas em capítulos anteriores, mas sempre existem alguns assuntos secundários e independentes sobre os cuidados com o bebê que necessitam ser comentados ou esclarecidos. Organizamos os assuntos em ordem alfabética para facilitar consultas futuras. A lista inclui:

- Berçário da igreja e babás.
- Dentes do bebê e cuidados dentários.
- Efeito Mozart e música clássica.
- Equipamentos para bebês.
- O marco de aprender a andar.
- Micro-ondas e mamadeira.
- Níveis de desenvolvimento.
- Segurança e limites para o bebê.
- Sono e aprendizagem.
- Vacinas.
- Vantagens do cercadinho.
- Vídeos para o desenvolvimento do cérebro.

Berçário da igreja e babás

As pessoas que trabalham em berçários e creches costumam estar ocupadas com várias crianças. Por causa disso, não conseguem manter as diferentes rotinas de cada criança sob seus cuidados. Sugerimos que os pais deixem um lanche e uma mamadeira com água, leite artificial ou leite materno, e deem à pessoa responsável liberdade para fazer o que achar melhor para seu bebê quando ele tiver uma necessidade que foge à rotina.

Quando seu filho tem uma rotina bem consolidada, algumas horas no berçário não o desencaminharão. Assim que você e o bebê chegarem em casa, faça os ajustes necessários. Essa é a beleza de ter um horário consolidado. Ele permite flexibilidade quando esta é necessária, mas prepara o caminho para que seus dias normais transcorram de forma tranquila.

A babá que presta serviços na sua casa (ou na casa dela, com poucos bebês além do seu) pode seguir a rotina com muito mais facilidade do que o funcionário da creche que precisa tomar conta de mais dez bebês. Se esse for o caso de seu filho, anote os horários e deixe claras quais são suas expectativas. Você está no caminho para um bom relacionamento de trabalho que beneficiará todos os envolvidos.

Dentes do bebê e cuidados dentários

A dentição inicia quando o primeiro dente começa a apontar na gengiva. O nascimento dos dentes não é uma doença, mas, sim, parte do processo normal de crescimento. O primeiro dente da maioria dos bebês começa a nascer por volta dos 6 meses, mas isso pode acontecer a qualquer momento entre 4 e 8 meses de idade. Depois que nasce o primeiro dente, os outros se seguem num ritmo previsível. Os dois dentes inferiores do meio aparecem primeiro, seguidos dos dois dentes superiores do meio. Por volta dos 12 meses, os dois incisivos superiores nascem e depois os incisivos inferiores. Os primeiros molares costumam surgir por volta de 13 meses.

Para alguns bebês, o nascimento de um dente pode acontecer de um dia para o outro, sem sensação de dor. No entanto, a maioria sente certo desconforto, por causa da sensibilidade e do inchaço da gengiva antes que o dente rompa. Talvez você observe seu bebê mordendo um brinquedo. Essa ação ajuda a aliviar a pressão na gengiva. A maioria dos bebês passa a babar mais do que o normal, demonstra um pouco mais de irritação ou se alimenta com menos vigor. Esses sintomas costumam aparecer de três a cinco dias antes que o dente apareça, e somem assim que ele rompe a pele.

O ideal é que o bebê seja levado ao dentista assim que nascer o primeiro dente ou, no mínimo, por volta de seu primeiro aniversário. Isso é muito importante porque a avaliação e a educação precoce são vitais para evitar doenças dentárias. O dentista irá determinar o risco de a criança ter cáries e mostrará a você como limpar os dentinhos dela com eficácia e segurança. Visitar o dentista cedo também ajudará o bebê a se sentir confortável dentro do consultório odontológico.

Cáries graves durante a primeira infância têm efeito devastador. Em alguns casos, a doença pode estar tão avançada quando a criança é examinada que ela precisa tomar anestesia geral para receber o tratamento necessário. A prevenção é o caminho!

Limpeza dos dentes e prevenção da cárie

Comece a limpar os dentes de seu bebê assim que o primeiro dente nascer. Esfregar levemente um paninho molhado no dente é o suficiente. Embora existam escovas de dente para bebês no mercado, nem elas nem o creme dental são necessários tão cedo. Limpe os dentes do bebê pelo menos duas vezes ao dia, dando atenção especial à noite, antes de colocá-lo para dormir.

Nunca deixe o bebê ir para o berço tomando qualquer coisa que não seja água na mamadeira ou no copo de transição. A Academia

Norte-Americana de Dentistas recomenda que você só dê suco ao bebê depois que ele completar um ano, quando está acordado, e apenas no copo. Bebês e crianças pequenas que apresentam cárie têm maior probabilidade de ter problemas semelhantes quando nascerem os dentes permanentes. Comece cedo os hábitos saudáveis, como limpar os dentes duas vezes ao dia, reduzir a ingestão de sucos e lanches açucarados e fazer visitas regulares ao dentista. Inicie bons hábitos que abrirão caminho para uma vida longa e saudável.

Efeito Mozart e música clássica

Encher o ambiente de sua casa com música clássica como forma de promover uma vantagem educacional para bebês e crianças pequenas é um assunto que desperta interesse crescente. O chamado "efeito Mozart" se baseia num estudo realizado em 1993. A pesquisa sugeriu que ouvir Mozart pode aumentar o raciocínio espacial, o qual contribui com a lógica. Embora ela tenha sido feita com estudantes universitários, não com bebês, as descobertas são dignas de consideração.

A música é uma linguagem única, com a capacidade de transcender a mente do ouvinte e falar diretamente ao coração. A música clássica tem uma estrutura muito organizada e a ordem promove um espírito pacífico. Isso se aplica, em especial, às músicas compostas por Bach e Mozart. A raça humana tem a habilidade de ouvir música em dois níveis. Na superfície, ouvimos a canção e sua melodia. Num nível mais profundo, logo acima do subconsciente, ouvimos a lógica da melodia, embora raramente prestemos atenção a isso. Teoriza-se que, quando crianças pequenas são expostas à música clássica, o centro de lógica do cérebro é fortalecido, portanto, áreas que dependem da lógica, como a matemática e o raciocínio completo, são estimuladas.

Embora existam algumas evidências limitadas que apoiem essa conclusão, a ciência não é capaz de nos dizer até que ponto os bebês de fato se identificam com expressões de lógica por meio da música. Sabemos que os bebês se identificam com a lógica encontrada na previsibilidade ligada à regularidade e à rotina; por isso, a possibilidade de que os padrões de lógica sejam reforçados usando a música clássica tem, no mínimo, um pouco de plausibilidade teórica.

Equipamentos para bebês

Além do cercadinho e do carrinho, os equipamentos para bebês mais populares são o andador, o balanço para bebês, a cadeira Bumbo, o centro de atividades e o pula-pula para bebês.

Andador

Os riscos ligados ao andador superam em muito os benefícios que eles possam oferecer. Como os andadores são responsáveis por hospitalizar mais de catorze mil bebês por ano, a AAP solicitou uma interdição à venda desse tipo de equipamento. Caso você escolha usar um andador, tome muito cuidado e, em nenhuma hipótese, deixe o bebê fora de seu campo de visão. Mantenha o andador longe de escadas e fios elétricos. Não se esqueça também de equipamentos móveis, como os ventiladores elétricos usados no verão ou aquecedores portáteis no inverno.

Balanço para bebês

O balanço ajuda a manter o bebê tranquilamente ocupado enquanto a mãe ou o pai consegue fazer as coisas. Embora o balanço não substitua o contato humano — e certamente não substitua o carinho —, ele pode ajudar a acalmar um bebê inquieto quando nada mais funciona.

Os balanços para bebês evoluíram muito desde que compramos nosso primeiro há mais de quarenta anos. Hoje, existe quase todo tipo de característica que se possa imaginar, inclusive balanços que tocam música ao se movimentar. As duas características mais comuns são velocidades múltiplas, quando o balanço está em movimento, e a opção de reclinar. Quando o bebê está incomodado, tende a se acalmar melhor com o movimento mais forte e veloz. A velocidade mais branda é propícia para momentos em que ele está tranquilo, relaxado. A opção de reclinar funciona bem se você usar o balanço logo depois de alimentar o bebê, já que isso tira a pressão do estômago cheio.

Não se esqueça desta verdade simples: seu bebê não se importa com os vários acessórios que podem ser conectados ao balanço, então você também não deve ligar. Os fabricantes tendem a pensar mais no que os pais vão comprar do que naquilo de que os bebês realmente precisam. Há, porém, alguns cuidados que devem ser levados em conta ao usar um balanço que venha com ou sem acessórios sofisticados.

Primeiro, a Academia Norte-Americana de Pediatria recomenda que o balanço só seja usado *depois que o bebê conseguir sentar sozinho*. Entretanto, a maioria das avós lhe dirá que, assim que o bebê tiver bom controle da cabeça e da parte superior das costas, a mãe pode usar o balanço na posição reclinada, contanto que o bebê esteja bem apoiado e seguro com firmeza, para que não escorregue.

Segundo, o balanço não deve ser usado por longos períodos ou quando o bebê está fora do campo de visão da mãe e do pai. Se usar o balanço enquanto realiza uma tarefa, como preparar o jantar, certifique-se de que o bebê consegue ver você e interaja com ele. Conte o que você está fazendo e faça perguntas, mantendo-o envolvido. Conversar com o bebê promove o aprendizado porque sua voz é agradável e confortante para ele.

Terceiro, quer você compre um balanço novo, quer pegue emprestado o de alguém, certifique-se de que está bem montado, tem uma base grande e um centro de gravidade baixo. Embora seja raro o bebê cair por cima, isso pode acontecer se a criança se inclinar demais para uma direção, se ela for grande demais para o balanço ou se o equipamento não estiver corretamente centrado. Certifique-se de que o cinto de segurança no colo e nos ombros é resistente e use-o sempre.

Por fim, haverá momentos em que o bebê cairá no sono no balanço, mas tome cuidado para não transformá-lo num "mecanismo de indução". Quando for a hora de o bebê dormir, coloque-o no berço. Nas ocasiões especiais em que o bebê estiver com dentes nascendo ou estimulado em excesso, o balanço pode até ser usado para ajudá-lo a dormir, mas essa será a exceção, não a regra.

Cadeira Bumbo®

Dar oportunidade para o bebê investigar e manipular objetos é essencial para o desenvolvimento do cérebro. Colocá-lo deitado num cobertor é uma forma de fazer isso e a cadeira Bumbo é outra opção. Bumbo é o nome registrado de um produto da África do Sul. Como costuma ser o caso no mundo de acessórios para crianças, uma série de cadeiras parecidas são agora comercializadas por diversos fabricantes.

A cadeira Bumbo fornece o apoio correto para os bebês que estão começando a transição de deitar de bruços para sentar sozinhos. Sentado, o bebê tem mais facilidade de manusear ou investigar um brinquedo, o que incentiva maiores intervalos de atenção, levando a um período acordado mais longo e ininterrupto. Quanto mais o bebê fica acordado, mais ele aprende.

Embora comercializado para a idade de 3 a 14 meses, a cadeira do tipo Bumbo não oferece nenhum benefício real depois que o bebê consegue ficar sentado sozinho, o que costuma acontecer entre 6 e 9 meses de idade. A cadeira Bumbo vem com algumas advertências guiadas pelo bom senso, como nunca colocá-la num lugar elevado, como cadeira, banco ou mesa. É possível que a criança caia se ela deslocar o peso do centro, arqueando as costas. Para se precaver ainda mais, quando a cadeira estiver no chão, a mãe pode cercar o bebê com almofadas ou com um cobertor grosso.

Centro de atividades

Existe uma série de centros de atividades para os bebês que ajudam na aprendizagem interativa por meio de sons divertidos, música e luzes coloridas.

O centro de atividades, também conhecido como Exersaucer® (nome adotado por uma das várias marcas), é uma alternativa melhor do que o andador. O centro de atividades tem formato de andador, mas o bebê não consegue ir para frente, porque não há rodas. Colocado dentro do brinquedo, o bebê pode ficar sentado ou em pé e se virar para examinar, tocar e descobrir uma série de sinos, chocalhos e bugigangas coloridas, feitas para entretê-lo.

Pula-pula para bebês

O pula-pula facilita o desenvolvimento de habilidades motoras grossas, que incluem o equilíbrio e a coordenação, além de aumentar a circulação. Seguramente preso a uma porta ou um arco, o pula-pula dá ao bebê a oportunidade de se exercitar bastante e se divertir. Assim como no balanço, porém, estabeleça limites de tempo razoáveis e nunca deixe o bebê sozinho.

O marco de aprender a andar

A mobilidade do bebê começa com o se arrastar, depois engatinhar, ficar em pé, apoiar-se de objeto em objeto até que, certo dia, acontece: ele dá os primeiros passos! Seu mundo muda, assim como o da mãe e do pai. Andar é um marco de desenvolvimento que dá início a uma nova era de independência. Agora seus pezinhos podem levá-lo até onde sua mente deseja. Se ele estiver andando, você não pode estar longe.

Andar também inaugura uma nova era de supervisão dos pais, pois aumenta os pontos de contato da criança. A mobilidade abre as portas da oportunidade e de novas áreas de interesse, exploração e aventura, as quais exigem supervisão dos pais em todo tempo. Agora seu bebê também consegue andar rumo à travessura e confusão. Quando ele só engatinhava, você conhecia seus limites de exploração; depois de saber andar, você precisa ter mais atenção à localização do bebê. Fique de olho nele, pois sua habilidade e determinação de ir de um lugar para o outro supera em muito a capacidade de julgar com cautela e segurança. A mãe precisará de um bom sono mais do que nunca!

No intervalo de um ano, entre 12 e 24 meses de idade, a criança que anda, fala e explora multiplica as exigências sobre o tempo, a energia e a paciência da mãe, mais do que em qualquer outro período da vida. Trata-se também de um período em que acontecerão muitos conflitos de interesses, pois o pequeno não está testando somente as pernas, mas também novas experiências com as mãos. A mente está acompanhando as pernas, portanto a autoafirmação acompanha a mobilidade. Se deixado por conta própria, desimpedido de preocupações morais e de segurança, ele seria capaz de esvaziar uma estante de livro em minutos, ligar para Hong Kong do celular do papai, beber água suja, colocar as mãozinhas dentro do vaso sanitário, tomar os últimos goles de uma bebida deixada na mesa de centro, correr da cozinha com uma faca na mão e tirar uma soneca na casa do cachorro — tudo isso só para começar!

A energia emocional e física necessária para supervisionar um pequeno cheio de energia exaure até a mãe mais em forma. Se seu filho for menino, acrescente mais 50% de energia. Nunca essa criança parece tão bela, aos olhos da mãe cansada, do que quando fecha os olhos para dormir. Alguns bebês começam a andar aos 9 meses, enquanto outros esperam até 1 ano e meio. Andar não elimina as vantagens obtidas com a rotina da criança, mas, com certeza, desafia tudo dentro da rotina. Tenha a tranquilidade de que as estratégias das horas de comer, ficar acordado e dormir aprendidas em *Além do nana nenê* ajudarão você a cuidar de seu bebê, que logo aprenderá a se movimentar sozinho.

Micro-ondas e mamadeira

Os pais do bebê que toma mamadeira naturalmente desejará aproveitar as vantagens do micro-ondas para aquecê-la. Ao utilizá-lo, tome algumas precauções. Afrouxe a tampa da mamadeira para permitir a expansão do calor, a fim de que ela não exploda. O forno micro-ondas aquece os alimentos de maneira desigual, deixando uma parte mais quente que outra. Por isso, chacoalhe bem a mamadeira depois de aquecê-la e derrame um pouco de leite no pulso para medir o calor.

Uma vez que o calor excessivo pode destruir a qualidade de nutrientes do leite materno retirado, recomendamos que você evite usar o micro-ondas para descongelá-lo ou aquecê-lo. Em vez disso, coloque a mamadeira com leite materno numa tigela ou panelinha com água morna.

Seja seu bebê alimentado por leite materno ou artificial, a maioria tomará uma mamadeira de vez em quando. É importante manter as mamadeiras e os bicos limpos e esterilizados. A forma mais segura de fazer isso é usando o esterilizador de mamadeiras para micro-ondas. Esse tipo de produto está disponível nas principais lojas para bebês e existe uma variedade de modelos e preços. A máquina de lavar louça pode fazer o serviço com um recipiente específico para colocar os bicos e outras partes pequenas, mas somente se você tem o costume de limpar bem as vasilhas antes de colocá-las na máquina (ou seja, se você não trata sua máquina de lavar louça como uma lata de lixo). É importante você escoar a mamadeira e outras vasilhas que retêm água quando acabar o ciclo de enxaguar, para que possam secar bem durante o ciclo de secagem.

Níveis de desenvolvimento

Muito já se escreveu sobre quais são as realizações físicas e de desenvolvimento do bebê durante o primeiro ano de vida, como balançar um chocalho, pegar objetos de cores fortes, dizer "dá-dá", engatinhar e, finalmente, andar. Três fatos devem ser considerados ao comparar seu filho com a tabela das "normas" de conquistas de desenvolvimento:

1. A existência de uma rotina diária aumenta a habilidade do bebê de aprender e processar informação. A repetição e a previsibilidade são elementos-chave para o aprendizado. Por isso, estabelecer uma rotina consistente é uma das coisas mais úteis que os pais podem fazer para ajudar o bebê a se desenvolver.

2. Os bebês diferem na idade de dominar a maioria das primeiras habilidades. Se sua sobrinha de 9 meses está começando a se apoiar em pé numa cadeira e seu bebê de mesma idade continua feliz apenas engatinhando, isso não é motivo de preocupação. Quando ambos estiverem em idade escolar, estarão andando, conversando, comendo e usando o banheiro sozinhos!

3. Junto ao desenvolvimento físico de seu bebê segue o discernimento mental correspondente. Tome o cuidado de não se concentrar tanto nas realizações físicas do bebê que os outros aspectos da educação fiquem de lado. Para ajudar a encontrar o equilíbrio adequado, você pode revisar as informações encontradas no capítulo 1, no subtítulo "Fatores de crescimento".

Segurança: adaptar a casa ou o bebê?

Assim que seu bebê começar a engatinhar, ficar em pé e se movimentar, será necessário definir as áreas e os objetos que são proibidos para suas mãozinhas exploradoras. O bebê compreenderá o *motivo* de sua instrução? Não, mas nesta etapa de desenvolvimento ele já tem capacidade de entender o que "Não" e "Não toque" significam.

Existe uma diferença entre adaptar a casa para o bebê e adaptar o bebê à casa. A primeira alternativa significa que você reorganizará a estrutura física do lar, para que a criança nunca seja colocada numa situação em que você precise limitar sua liberdade de exploração, nem confrontá-la com as temíveis palavras: "Não, não toque". Os defensores da adaptação da casa ao bebê acreditam que toda restrição ou limitação verbal iniciada pelos pais e dirigida à criança, a despeito do contexto dos limites, causará um impacto negativo em sua habilidade de aprender no futuro. É claro que tudo isso é só conjectura, já que não existem estudos que apoiem essa ideia.

Em contrapartida, adaptar o bebê à casa significa criar limites apropriados à mobilidade de seu bebê, aumentando a liberdade aos poucos, quando não houver mais preocupações quanto à segurança. A prática de adaptar o bebê à casa também tem uma dimensão moral. Quando seu filho aprende a respeitar os objetos da sala, ele leva o mesmo autocontrole para a sala do vizinho e, depois, para a sociedade como um todo.

Ensino prático de limites

Toda criança com menos de 2 anos vive no mundo do *eu*, *mim* e *eu mesmo*. A definição de limites começa a tirar sua visão restrita de mundo de si mesma para os outros, porque envolve bens tangíveis. Como este é o mundo em que o bebê viverá pelo resto da vida, com certeza você deseja *começar certo*.

À medida que as crianças se aproximam do primeiro ano de vida, cresce sua a percepção de limites. Se o bebê é tentado a brincar com as revistas de pesca do papai que estão em cima da mesa de centro, ele já é capaz de não tocá-las. Como os pais podem ajudar o filho a chegar a esse ponto? Em vez de reorganizar sua casa (adaptá-la ao bebê), ensine-o quais objetos ele tem liberdade de tocar e quais são proibidos. Faz parte da natureza da criança se opor a qualquer restrição, mas tais ocasiões serão minimizadas se estes passos forem seguidos:

1. Seja consistente: se um objeto é proibido hoje, ele precisa ser proibido amanhã. Tente não dar liberdades que você precisará tirar no futuro.

2. Tome as precauções necessárias: se você tem itens valiosos, quebráveis ou perigosos ao alcance do bebê, mude-os para um lugar seguro. Coloque travas de segurança nas portas baixas dos armários e prenda as estantes à parede; coloque bibelôs e outros objetos frágeis fora de alcance. É importante que os pais tomem todo cuidado para tornar seguro o ambiente do filho. Deixar sua casa segura para uma criança pequena não é o mesmo que *adaptá-la ao bebê*.

3. Limite as áreas de brincar: caso seu filho desenvolva gosto pelo vaso sanitário, mantenha fechada a porta do banheiro. Definir a área de brincar poupa você e o bebê de frustrações desnecessárias.

Sono e aprendizagem

Vamos começar com a realidade dos adultos: a noite passada foi difícil. O cachorro não parava de latir, a luz acabou por causa de uma forte tempestade, fazendo o despertador pifar quando a energia voltou. Em meio a toda a confusão, você nem saiu da cama. Não se lembra de ter acordado, mas imaginou que algo havia acontecido quando o despertador simplesmente não funcionou. Agora você está de mau humor, com o pavio curto, ou seja, uma companhia nada agradável. Dito de forma simples, teve uma péssima noite de sono e todos os nervos de seu corpo estão prontos para deixar isso bem claro a qualquer um que você conhece. Já parou para pensar que seu filho pode estar passando por experiências como essa?

Os pais de bebês de 9 a 12 meses tendem a pensar que seu filho só tem duas opções: ou está dormindo, ou está acordado. Na verdade, existem escalas justapostas de sono e alerta. O sono varia de um estado de relaxamento completo para o sono ativo; o nível de alerta vai de sonolento a totalmente desperto. O excelente estado de alerta está ligado ao sono de ótima qualidade, e o desenvolvimento excelente, a um excelente estado de alerta. É impossível superestimar essa verdade. Bebês e crianças pequenas que sofrem com a falta de sonecas saudáveis e de um bom sono noturno têm "fadiga passiva crônica".

Sono insuficiente é devastador para o nível de alerta de seu filho. Aumenta a falta de atenção ao mesmo tempo em que diminui a habilidade de focar e se concentrar. Ele também ficará distraído com mais facilidade, e fisicamente hiperativo com mais frequência. É uma criança mais exigente e incapaz de interagir dentro de um ambiente de aprendizagem por um período prolongado.

Em contrapartida, as crianças que têm hábitos de sono saudáveis e consolidados ficam bem despertas e alertas, prontas para interagir com o ambiente. Depois de observar uma geração de crianças assim, percebemos tendências comuns quando elas chegam à idade escolar. Na sala de aula, são mais confiantes, felizes, sociáveis, criativas, motivadas e menos exigentes. Têm um intervalo de atenção maior e aprendem rápido, pois são mais adaptáveis. O desempenho medíocre entre elas é raro e a excelência é comum.

Em *Nana, nenê*, falamos sobre a habilidade da criança de aprender. Observamos que, embora os pais não possam alterar o quociente de inteligência (QI) do filho, podem maximizá-lo ou limitá-lo. Uma forma de fazer isso é por meio do sono, conforme constatou o estudo pioneiro do dr. Lewis M. Terman em 1925. Suas descobertas e conclusões ligadas aos fatores que influenciam o QI permanecem sem contestação até os dias atuais. Ele analisou mais de duas mil crianças com inteligência superior e encontrou um fator em comum: todas elas experimentavam sono noturno saudável e consistente. Bons hábitos de sono não são uma escolha da criança, mas uma decisão e um compromisso dos pais.

Vacinas

A possibilidade de proteger nossas crianças das tragédias da poliomielite e de outras doenças mortais é uma das maiores bênçãos da atualidade. As pesquisas na área médica nos deram acesso a vacinas eficazes que criam anticorpos para combater doenças invasoras, mas elas só serão úteis se seu filho as tomar. Os pais são responsáveis por garantir a proteção completa dos filhos. As vacinas mais comuns para crianças de até 15 meses são contra: caxumba, coqueluche, difteria, febre amarela, hepatite B, meningite, poliomielite, rotavírus, rubéola, sarampo, tétano e tuberculose. A maioria dos pediatras começa as imunizações de rotina logo após o nascimento da criança.

Sempre peça ao pediatra uma tabela atualizada de vacinas, pois o calendário de vacinação muda à medida que são disponibilizadas vacinas melhores e pesquisas mais atualizadas. Certifique-se de que seu filho seja vacinado sem atrasos. Se você tem reservas ou dúvidas quanto a qualquer vacina, converse com o pediatra. Ele será uma fonte de informação mais confiável do que as salas de bate-papo da internet e os artigos sobre as vantagens e desvantagens da vacinação.

Vantagens do cercadinho

Em capítulos anteriores, mencionamos o cercadinho e a hora do cercadinho. Esta seção expande o diálogo ao abordar as várias vantagens de usar esse equipamento:

1. *Proporciona um ambiente seguro.* O cercadinho é um lugar seguro para colocar o bebê quando você precisa dar atenção a outra atividade. Deixar o bebê no cercadinho permite que a mãe tome banho, tire as compras do carro, cuide de outros filhos e faça uma série de outras coisas — tudo isso sabendo que seu bebê está seguro.

2. *Funciona como um berço portátil.* O cercadinho pode servir de berço portátil. Essa função é especialmente útil ao visitar outra família. O cercadinho dá ao bebê um ambiente limpo e familiar para dormir.

3. *Oferece um centro estruturado de aprendizagem.* O cercadinho incentiva o amor pela aprendizagem porque os bebês ficam num lugar em que seu mundinho não é interrompido. Não há distrações, e o cercadinho oferece o espaço ideal para ajudar o bebê a se focar e se concentrar enquanto brinca. A hora do cercadinho ajuda a criança a desenvolver a habilidade de se concentrar num objeto ou numa atividade à mão. Observe como ela pega o brinquedo, mexe nele com as mãos, o examina com cuidado, balança ou tira uma parte e a observa, e então testa suas habilidades, repetindo

o processo mais uma vez. A alegria de descobrir como algo funciona se torna a motivação que perpetua um intervalo de atenção mais longo e um nível mais profundo de concentração. Esses são atributos acadêmicos necessários para uma maior aprendizagem e recebem forte incentivo durante a hora do cercadinho.

Quando faltam rotina e momentos estruturados de aprendizagem no dia do bebê, o repertório de habilidades que ele poderia alcançar é atrasado ou comprometido. O cercadinho é o lugar perfeito para criar um ambiente adequado de aprendizagem.

4. *Promove a ordem*. O primeiro passo para promover a ordem é ensinar seu filho a participar da arrumação. Quanto menor a área para arrumar, mais fácil será a tarefa. Comece colocando alguns livros num canto do cercadinho, um balde com brinquedos no outro ou brinquedos empilhados de forma organizada. Uma simples afirmação como: "Vamos colocar os brinquedos na cesta" auxilia no processo. O objetivo é deixar o cercadinho organizado para a próxima hora de brincar com a participação da criança no processo. Esse exercício simples incentiva a ordem e é levado adiante, quando seu filho aprende a manter o quarto organizado.

Como usar o cercadinho

Agende a hora do cercadinho mais ou menos no mesmo horário a cada dia, quando o bebê estiver mais descansado e alerta — não antes das sonecas. Coloque um ou dois brinquedos interessantes ao alcance do bebê ou dentro de uma cestinha, que deve ser colocada no cercadinho. Sempre confira se os brinquedos são apropriados para a idade da criança. O bebê que acha fascinante um chocalho azul aos 5 meses irá ignorá-lo aos 10. Já existe livros que falam sobre o tipo de brinquedo ou atividade que provavelmente interessará o bebê em cada etapa do desenvolvimento. A clínica de seu pediatra também pode ajudar você nesse assunto.

Um aspecto importante de escolher brinquedos adequados é reconhecer aquilo que não é brinquedo: ferramentas, canetinhas, celulares, chaves do carro e tudo mais que seja particular, propriedade pessoal. Os brincos da mãe, a carteira e o batom em sua bolsa — além da própria bolsa em si — não são brinquedos. Nem a caneta, os óculos ou o relógio do pai. Pense nisto: se você entretiver o bebê com objetos pessoais agora, essas mesmas coisas serão proibidas dentro de alguns meses? Se não serão brinquedos apropriados no futuro, por que permiti-los agora? Os bebês raciocinam bem mais do que costumamos acreditar.

Se você tem gêmeos, alterne os períodos no cercadinho. Coloque um de manhã e o outro à tarde. Às vezes, tente colocá-los ao mesmo tempo. Se sua casa tiver espaço, varie a localização do cercadinho de tempos em tempos. Por exemplo, durante a semana ele pode ficar na sala. Então, no fim de semana, coloque perto da porta do quintal, onde os irmãos mais velhos estão brincando. Quando o clima estiver agradável, coloque o cercadinho ao ar livre.

Escolha lugares nos quais você possa checar o bebê com facilidade sem que ele veja você. A criança é distraída do propósito de brincar por si mesma se conseguir ver a mãe ou o pai. Praticamente forçar o bebê a escolher entre aprender ativamente a se ocupar ou passivamente observar a mãe no ambiente ao lado não é justo. Se você mora num apartamento pequeno, use a criatividade. Por exemplo, você pode usar um biombo para repartir parte da sala ou do quarto.

O tempo que o bebê passa no cercadinho varia com a idade. Durante os primeiros meses, ele pode passar de dez a vinte minutos, duas vezes ao dia no cercadinho. Quando ele conseguir ficar sentado sozinho, você pode ampliar o tempo para de quinze a trinta minutos, duas vezes ao dia. Assim que o bebê começar a engatinhar, aumente o tempo para de 30 a 45 minutos, no mínimo uma vez ao dia. Entre 15 e 20 meses, a criança pode brincar por até uma hora no cercadinho ou talvez no quarto dela. É claro que essas são apenas orientações sugestivas. Em alguns dias, seu filho brincará por mais tempo e, em outros, por períodos mais curtos.

Não abuse do cercadinho deixando o bebê dentro dele por períodos exagerados, sem planejamento, ao longo do dia. A hora do cercadinho deve ser uma atividade planejada, não algo que dure o dia todo. Como palavra de incentivo, devemos dizer que as crianças de todas as idades têm um relacionamento de amor e ódio com limites. Odeiam os limites simplesmente por existirem, mas, ao mesmo tempo, os amam por causa da segurança que proporcionam. Se, a princípio, seu bebê parecer não gostar do cercadinho, persista por pelo menos cinco minutos até ele aceitar. Mantenha a tranquilidade e o cercadinho se tornará um lugar divertido para seu bebê.

Use um timer

O uso de um *timer* é muito benéfico no início do treinamento no cercadinho. Quer seu bebê se adapte com perfeita facilidade, quer chore em protesto, é importante que ele aprenda que a hora do cercadinho termina quando o *timer* dispara, não quando ele chora. Se você não usar um *timer*, o bebê pode ser tentado a chorar sem parar, achando que é o choro que leva a mãe ou o pai a pegá-lo, em vez de perceber que a hora do cercadinho simplesmente terminou.

Começando mais tarde

Como introduzir o cercadinho se ele não fez parte do dia de seu bebê até agora? Comece com períodos curtos — quem sabe de cinco a dez minutos por dia. Ao longo das próximas duas a três semanas, trabalhe para ampliar o período para vinte e depois para trinta minutos. Depois de um mês, pense em estender para 45 minutos. Com o tempo, a hora do cercadinho se tornará uma atividade divertida para seu bebê de 9 a 12 meses.

Vídeos para o desenvolvimento do cérebro

Alguns pais acham que podem rechear o cérebro em desenvolvimento de seu bebê com conhecimento, assim como um açougueiro recheia uma linguiça! Deixar seu pequeno vidrado na televisão para o regime diário de "vídeos que estimulam o cérebro" ou tentar ensinar matemática ou um novo idioma para seu bebê de 8 meses não criará o próximo Einstein do mundo. Longe disso! A mera quantidade de fatos é insignificante sem a criação de uma infraestrutura saudável para o aprendizado, que dá sentido a eles.

O protesto contra vídeos educativos para pais de bebês levou a reclamações junto à Comissão Federal de Comércio (FTC) norte-americana, que lida com propaganda enganosa.* As pesquisas sugerem que ver televisão trabalha contra o desenvolvimento cognitivo do bebê, padrões de sono regulares, o tempo gasto na interação com os pais e o engajamento em brincadeiras criativas. Ver televisão também pode se transformar em hábito e, em crianças mais velhas, está ligado à obesidade infantil e ao mau desempenho escolar.

* A TV a cabo norte-americana possuía canais voltados exclusivamente para crianças com menos de 2 anos de idade, prometendo estimular o desenvolvimento intelectual do bebê por meio de sua programação. Em maio de 2006, uma organização civil de apoio à criança abriu um processo junto à FTC contra esses canais de televisão, bem como contra produtores de vídeos similares, alegando propaganda enganosa e mencionando a recomendação da Academia Norte-Americana de Pediatria de que crianças menores de 2 anos não devem ser estimuladas a assistir qualquer tipo de programação televisiva. A FTC encerrou o processo em dezembro de 2007, sem nenhuma medida contra os produtores de vídeos. [N. do T.]

A pesquisa publicada na edição de 8 de agosto de 2007 do periódico *Journal of Pediatrics* confirmou que, para cada hora que o bebê passa assistindo a vídeos infantis, há uma queda correspondente no desenvolvimento da linguagem. As crianças que assistiam a vídeos quando bebês tiveram notas mais baixas em testes padronizados de vocabulário do que aquelas que nunca assistiam a vídeos. A Academia Norte-Americana de Pediatria aconselha que nenhuma criança abaixo de 2 anos de idade assista à televisão ou a outros tipos de entretenimento em tela, inclusive imagens de computador.

Há pouca divergência entre os profissionais clínicos da área educacional de que a habilidade da criança para aprender está ligada à forma que o cérebro organiza informações e itens que estimulam pensamentos, ideias e respostas. Quando você estrutura oportunidades de aprendizagem no dia de seu filho, ajuda nesse processo, mas acaba impedindo-o quando sobrecarrega os sentidos do bebê com imagens e fatos aleatórios. O cérebro do bebê de 9 a 12 meses não está preparado para o aprendizado passivo e unidirecional das animações multicoloridas em vídeo, a despeito de como o produto seja comercializado ou daquilo que prometa. Imagens rápidas, coloridas e instantâneas não facilitam a organização do cérebro; na verdade, trabalham contra esse processo.

Todas as crianças, em especial os bebês, necessitam da interação humana bidirecional que vem da mãe e do pai. Seu bebê precisa ouvir sua voz, participar de conversas e ouvir músicas direcionadas a ele enquanto é acariciado, embalado ou quando está brincando. O cérebro do bebê interage muito mais com o real — a mãe ou o pai — do que com a tela da TV. A estimulação ao vivo facilita a melhor organização do cérebro porque mais sentidos são estimulados: visão, audição, olfato e toque, sem contar os sentimentos ternos e amorosos associados ao ambiente protetor dos braços da mãe e do pai.

Converse, converse e converse mais um pouco com seu bebê enquanto o alimenta, veste, brinca ou sai de carro com ele. Use palavras normais, não linguagem de bebê. Leia para seu filho todos os dias. Estimule sua capacidade de memória com jogos infantis como "esconde-esconde". Envolva os irmãos e avós. Você pode ajudar o bebê a desenvolver coordenação entre os olhos e as mãos com brinquedos apropriados para a idade, como blocos, e tudo que for seguro para ele manusear. Até mesmo algumas luvas térmicas de cozinha podem funcionar (desde que estejam limpas).

O fator humano não pode ser substituído ou terceirizado. Vídeos educacionais para bebês são uma contradição de termos. A imagem na tela está sempre em movimento, dificultando que o bebê processe as informações de forma organizada. Além disso, não existe um conhecimento prévio para ligar aquelas imagens a nada. É um fato de desenvolvimento que, quanto mais o lado responsivo do cérebro da criança é deixado de lado durante o recebimento de informações em vídeo, menos organizado ele se torna e maior o potencial para distúrbios de aprendizagem, que incluem a deficiência nas capacidades de foco e concentração.

Resumo do livro

Não existe satisfação maior para o pai e a mãe do que ver o filho com a cabeça erguida, com os olhos transmitindo as maravilhas de um novo mundo recém-descoberto com os pais. Embora ainda exista trabalho a ser feito durante o restante da primeira infância, o alicerce que você lançou dos 5 aos 12 meses será a rocha sólida para a construção da próxima fase de crescimento e desenvolvimento, dos 12 aos 18 meses de idade. Quando você e seu bebê chegarem a esse ponto, tudo mudará mais uma vez, à medida que a consciência do sentido da vida se acelera, e as estratégias de cuidado precisam ser mais complexas.

Os cuidados com um bebê logo pertencerão ao passado e a infância está prestes a começar. Embora as mudanças possam despertar uma nova sensação de urgência dentro de você, é necessário se lembrar sempre da constante "*começar certo*" e permanecer nos trilhos! Aproveite o restante da fase de *Além do nana nenê*!

Anexo 1

Desenvolvimento da linguagem da criança

Qualquer pessoa que esteja tentando aprender uma nova língua dirá que essa é uma tarefa muito difícil e que leva anos para chegar à fluência. Os bebês são dotados de uma capacidade fenomenal de alcançar fluência total em cerca de 3 anos, com muito pouca prática e quase nenhum pensamento consciente. Os pais são os modelos que Deus providenciou para o desenvolvimento da criança, e a área de desenvolvimento da linguagem não é diferente das muitas outras discutidas neste guia.

No mundo do recém-nascido, existem apenas sons, não palavras. Quanto mais você conversar com o bebê, mais forte será a formação de uma conexão dedicada no córtex auditivo do cérebro. Quanto mais palavras ele ouvir *de você*, mais rápido desenvolverá habilidades linguísticas. A seguir, seguem algumas ideias para ajudar seu filho em suas habilidades linguísticas:

1. Não é necessário conversar na "língua do bebê". É muito tentador reduzir o que você diz àquilo que pensa ser compreensível pelo bebê, como: "Ryan, tocar não, mal". As crianças são excelentes decodificadoras. Se você disser: "Ryan, não toque, isso faz mal", ele irá (mesmo aos 6 meses) compreender o tom de voz, a expressão facial e quaisquer gestos que você usar. Dos 12 aos 24 meses, entenderá o suficiente por meio das palavras e da entonação para descobrir exatamente o que você disser. As crianças são excelentes

imitadoras também. Por que não dar a elas a chance de aprender a estrutura correta das frases, falando-as da forma certa?

2. Converse sobre toda e qualquer coisa! Isso dá a seu filho a oportunidade de associar as palavras a conceitos. Embora ele não seja capaz de compreender todas as palavras a princípio, que excelente exposição ao mundo você estará dando a ele! Quando for ao supermercado, fale sobre os produtos que estiver colocando no carrinho, para onde vai em seguida, sobre as coisas que vir nas prateleiras. É claro que o bebê de 9 a 12 meses não compreende tudo, mas você estará lançando um alicerce amplo para o futuro.

3. Leia, leia e leia! Ler livros para seu filho é uma forma maravilhosa de expô-lo a palavras e conceitos. O hábito também ajudará a transformá-lo num ávido leitor.

4. Depois que a criança começar a falar, expanda aquilo que ela disser. Por exemplo, quando estiver dando um banho em seu filho e ele disser: "Barco desceu", você pode responder: "Isso mesmo, o barco desceu". Além de reconhecer o que ele disse, você também está proferindo a forma correta da frase completa. Por mais fofo que possa parecer, você não quer que seu filho comece a pré-escola usando frases de bebê!

5. Acima de tudo, relaxe! Salvo poucas exceções, as crianças aprendem a falar, a despeito de qualquer coisa que os pais façam ou pensam ter feito para inibir o desenvolvimento da linguagem!

O desenvolvimento da linguagem da criança

Segue um resumo geral das fases do desenvolvimento da linguagem da criança. Cada criança se desenvolve num ritmo próximo e as idades mencionadas são aproximadas.

Do nascimento a 3 meses: uma voz amigável e familiar conforta o bebê. Ele sorri para a mãe e outras pessoas conhecidas. Tem choros diferentes para fome, fralda suja e fadiga. Emite pequenos barulhos indecifráveis.

De 2 a 4 meses: presta atenção à pessoa que está falando, reage com choro a um tom de voz nervoso e se vira para a fonte de som. Ri alto e começa a balbuciar sons como "bá-bá-bá".

De 4 a 6 meses: começa a reagir ao ambiente e a entender a inflexão e a intensidade das frases. Junta vários sons diferentes como "badabá-dabá" e vibra a língua entre os dentes.

De 6 a 9 meses: ouve com mais atenção o que os outros dizem, entende palavras como "não", "tchau" e o próprio nome. Começa a imitar sons e ações dos outros.

De 9 a 12 meses: começa a seguir instruções simples ("Não toque!", "Venha aqui!") e sinaliza "sim" e "não" com a cabeça. A tão esperada primeira palavra é dita e o bebê começa a usar um "jargão" (sons emitidos com entonações, a fim de soar como perguntas, afirmações ou exigências).

De 12 a 18 meses: reconhece objetos e pessoas familiares, além de identificar partes do corpo. Fala cada vez mais palavras e começa a dizer frases curtas.

De 18 a 24 meses: identifica cada vez mais objetos quando estimulado e ouve histórias simples.

As idades mencionadas acima são apenas um guia e indicam quando a maioria das crianças apresenta a habilidade linguística relacionada. Não se preocupe caso seu filho demore um ou dois meses para dominar qualquer um dos níveis, pois as crianças amadurecem em ritmos diferentes. Caso seu filho não reaja a sua voz com 1 ano de idade ou ainda não fale nada aos 2 anos, peça ao pediatra referências de profissionais adequados para ajudá-los.

Para finalizar, apenas um lembrete: assistir a vídeos antes dos 2 anos de idade tem um efeito negativo no desenvolvimento da fala. Esse é um dos motivos para a Academia Norte-Americana de Pediatria não apoiar tal tipo de entretenimento para bebês. O cérebro infantil tem circuitos no córtex auditivo representando os sons que formam as palavras. Eles se tornam permanentes por volta de 1 ano de idade. As pesquisas indicam que, quanto mais palavras a criança ouve até os 2 anos, maior é seu vocabulário. No entanto, o método de transferência dessas palavras é tão importante quanto as próprias. Durante a fase inicial de vida, nada supera o fator humano da comunicação bidirecional, proveniente da voz da mãe e do pai. Isso, os vídeos não conseguem fazer!

Anexo 2

O que faz de seu bebê uma pessoa

A NATUREZA TEM UMA ESTRATÉGIA perspicaz de ensinar os pais. Observe o jardineiro com suas plantas. Ele não cria o botão, a pétala, nem o broto que produz a pétala. Não é capaz de fazer a planta crescer ou de torná-la mais bonita. Não é nem o criador, nem o arquiteto. O poder da vida e da beleza se encontra dentro da própria planta. O jardineiro, porém, conhece o ambiente. Ele sabe qual é a quantidade certa de luz solar e água necessária para que cada flor desabroche. Sabe a hora de podar, cortar e fertilizar para que a planta floresça com perfeição. Mesmo assim, o jardineiro não é nem a vida, nem a fonte da planta, mas, sim, o cuidador da vida colocada diante dele.

Pense na vida de seu bebê se desenrolando como uma bela flor a desabrochar. Vocês, pais, são responsáveis por cuidar da flor. Nenhuma outra influência é capaz de afetar a vida de seu filho como vocês — pais amáveis e cuidadosos. Vocês têm importância fundamental na formação de seu filho. Isso nos leva a ver o real trabalho dos pais como o de mentores amorosos.

Sabemos que seu bebê tem um jeito singular. Ele pensa no aqui e no agora, sem considerar o amanhã. Não tem facilidade de exercer o domínio próprio nem procura garantir bênçãos futuras. O conceito de guardar para ter mais tarde está muito além de sua capacidade de compreensão e de seu interesse. E todos os seus coleguinhas de berçário concordariam que chorar pelo leite derramado é essencial se você estiver com muita sede — receberá leite mais rápido dessa forma!

À medida que seu bebê faz a transição para se tornar uma criança móvel, ele se interessa primeiro pelo concreto, não pelo abstrato. Qualidades morais como justiça, misericórdia e verdade estão além de seu alcance, mas consegue compreendê-las quando lhe são demonstradas. Suas ações e a fala em desenvolvimento refletem os desejos voltados para o eu, em vez de valores sociais, que serão considerados dentro de alguns anos.

Está claro que a vida adulta, embora seja separada da infância e da adolescência, se constrói completamente sobre o alicerce da educação inicial que os pais transmitem aos filhos. É importante garantir que a criança receba o preparo adequado desde o início para chegar com segurança às muitas fases da vida, iniciando com o entendimento de todos os componentes que constituem essa pessoa pequenina que logo estará engatinhando e se desenvolve sob seu teto.

O que faz de seu bebê uma pessoa? Além dos elementos espirituais que refletem a digital do Criador na alma de seu bebê, existe uma série de influências biológicas, inclusive coisas que você não é capaz de controlar (por exemplo, a natureza, a hereditariedade, o temperamento e as predisposições). Tais influências são formatadas por suas crenças, que incluem cuidados, ambiente, educação, valores e objetivos.

Há também a ordem natural de crescimento e desenvolvimento das crianças, que traz à tona variáveis novas e em transformação. À medida que o corpo do bebê cresce, cresce também sua mente e interação com o restante da humanidade. A combinação desses fatores forma a qualidade humana de nosso ser.

A fim de preparar seu pensamento para aquilo que aguarda você na estrada do desenvolvimento, leve em conta as influências da *hereditariedade*, do *ambiente* e os fatores que moldam a *personalidade* de seu filho.

A vida de seu bebê é controlada por HAP

O pequeno Joey gira um bastão e de repente está destinado a se tornar um dos melhores jogadores de beisebol universitário. Abby coloca um lenço de seda em volta do pescoço e está pronta para se tornar estilista, seguindo os passos da mãe. Improvável? Não exatamente. Todos nós somos influenciados por forças da hereditariedade, do ambiente e da personalidade. H. H. Horne, professor universitário em Dartmouth College no século 19, no livro *Idealism in Education* [Idealismo na educação], faz essas correlações por meio de formulações simples:

1. A hereditariedade confere capacidade.
2. O ambiente dá oportunidade.
3. A personalidade reconhece a capacidade e aprimora a oportunidade.

Cada uma dessas forças se une para moldar todos nós. Credita-se ao mesmo professor Horne a seguinte frase: "A criança em parte nasce, em parte é feita e em parte se faz". Cremos que essa é uma avaliação correta da vida. Já se afirmou que a hereditariedade determina o que seu filho é capaz de fazer, e o ambiente, aquilo que ele fará. Na supervisão de todos os três aspectos estão os responsáveis pelo cuidado daquela vida: a mãe e o pai.

Hereditariedade

Depois da concepção, nada se pode fazer para acrescentar ou subtrair no fator hereditário. Se a orelha esquerda de seu avô faz uma curva na parte de trás, assim como a de sua mãe, que se parece muito com a sua, adivinhe? Não se surpreenda se um ou mais de seus rebentos puxarem a reveladora "orelha do vovô". Outros traços, embora imperceptíveis ao olho, são transmitidos com a mesma clareza. Há uma característica em seu bebê de que você não gosta? Dê uma olhada nas fotos da família penduradas no corredor. Está vendo o parente com o sorriso levado? A culpa deve ser dele!

A criança herda 25% de suas características genéticas do pai e da mãe, outros 25% dos quatro avós e 12,5% de sua peculiaridade biológica dos oito bisavós. A hereditariedade é transmitida de geração em geração por meio de duas categorias de traços: fixos e fluidos. Os traços genéticos fixos são imunes às influências da criação. As tendências fluidas, por sua vez, sofrem grande impacto do processo de criação.

Por exemplo, características externas como cabelo ruivo, olhos verdes, braços curtos, orelha grande e queixo com furinho são traços fixos. Eles são o que são, direto da árvore da genética. Você já se perguntou de onde veio o nariz de seu bebê? Não é nada parecido com o dos pais? "Ele puxou o tio Fábio, do lado de sua mãe" — conta a tia Regina. Uma surpresa escondida na árvore genealógica.

A hereditariedade também transmite dotes fluidos. Existem propensões, tendências e capacidades. O potencial da inteligência, as aptidões e níveis especiais de talentos são todos fluidos. Ou seja, esse lado da equação hereditária é fortemente influenciado pelo ambiente de criação. É por isso que a hereditariedade determina o que a criança pode fazer e o ambiente dita o que ela fará.

Temos amigos com o dom e o talento da música. A mãe e o pai tocam diversos instrumentos que incluem harpa, piano, trompete, violão, flauta, trombone, trompa e oboé. O que os filhos herdaram? Não o conhecimento dos pais sobre música, mas o ouvido, a aptidão, a capacidade e o interesse em música. As propensões naturais colocadas no ambiente certo produziram, nesse caso, crianças cheias de talentos musicais. Mas o talento genético foi incentivado. Sem o ambiente de criação, as belas sementes do talento, como sementes adormecidas no inverno, permanecem em tal estado até o surgimento das condições certas para brotar. Infelizmente, os ambientes humanos são menos previsíveis do que os climáticos.

O que isso significa para você e seu bebê? Uma vez que o ambiente de criação deve estimular o potencial genético, a fim de maximizá-lo, a mãe e o pai têm três coisas a fazer.

Em primeiro lugar, é necessário atenção. Na família Ezzo, o pai de Gary era um músico talentoso. Ele tocava com vigor vários instrumentos de corda e piano. Dos três filhos, só um herdou o talento musical do pai. Não foi Gary. Na geração seguinte, quando Gary e a esposa Anne Marie estavam criando os filhos, sabiam da possibilidade de um talento musical. Mas possibilidade não equivale a certeza e eles logo perceberam que não havia nenhum grande dom musical genético em sua prole.

O mais importante, nesse caso, é ficar atento. Os Ezzo sabiam da propensão genética para habilidade musical. Por causa disso, criaram um ambiente de criação que identificasse se o talento havia passado pela linhagem familiar e reagiram à oportunidade colocando os filhos em aulas de música quando atingiram a idade escolar.

O que você encontra em sua árvore genealógica? Volte duas gerações, pense em seus pais e avós, e faça uma lista de possibilidades de talentos. Converse com parentes, tios-avós e primos mais velhos. Seu avô era muito engenhoso? Sua mãe era ótima em fazer colchas de retalhos? Havia um tio talentoso em matemática ou uma irmã com um vocabulário impressionante e a mente criativa? Fique atento aos dotes genéticos de sua linhagem familiar próxima. Talvez você encontre um esquilo na árvore genealógica e finalmente entenda por que Billy tem a necessidade de guardar todo pedaço de papel, de fita e toda pedra que encontra.

Segundo, você maximiza o potencial genético de seu bebê quando cuida de "toda a criança", em vez de se concentrar num único traço. Que ótimo se seu filho for um Rembrandt, Mozart, Galileu ou Thomas Edison em desenvolvimento! Mas ele consegue se entreter quando brinca sozinho? Relaciona-se bem com outras crianças? Sua pequena estrela sabe chutar bola e aproveitar a companhia da irmãzinha? Não erre como a mãe de Schroeder. Schroeder é o personagem da turma do Snoopy que passa a vida inteira, nos quadrinhos, debruçado sobre o piano compondo músicas.

Embora qualquer atitude desfavorável dos pais possa provocar resultados prejudiciais, o que tem efeito mais nocivo e abrangente é o conceito do filho dos sonhos. Os pais criam um ideal genético e forçam a criança a uma categoria muito estreita de interesses. O resultado é que a pressão emocional para alcançar o *status* de filho dos sonhos, aliada à falta de experiências normais da infância, atrapalha o potencial genético, quando não chega a danificá-lo.

Terceiro, nenhum talento maravilhoso de um dote genético pode ser amadurecido se não for cercado pelas disciplinas básicas da vida. Escrever a melhor obra literária dos últimos tempos será impossível caso seu futuro autor nunca desenvolva a concentração necessária para a leitura. Treinar piano se torna uma batalha quando a criança nunca aprendeu a sentar e se concentrar. Sim, aí está a história do cercadinho de novo: sentar, focar, concentrar.

O ponto principal é este: a criança só consegue aprender se estiver pronta, e só é capaz de realizar algo quando seu relógio biológico disser que chegou a hora. É impossível dominar qualquer habilidade sem os recursos de autocontrole e domínio próprio. Isso significa que, apesar dos dons ou dos talentos que a criança possua, ou da herança genética maravilhosa que herdou, tudo isso precisa ser incentivado dentro do contexto total da infância e da educação inicial. Se não, os talentos, embora possam ser descobertos, acabarão atingindo um ponto máximo de aprendizagem e pouco se desenvolverão daí em diante. Lembra-se da analogia do jardineiro? A boa semente plantada em solo pobre resulta em plantas mirradas. O mesmo acontece com nossos filhos. Isso leva a alguns pensamentos a respeito do ambiente de aprendizagem no qual seu bebê está crescendo.

Ambiente

Tanto na hereditariedade quanto no ambiente, a criança tem papel passivo. Em relação ao ambiente, o lar exerce controle dominante. A mãe e o pai proporcionam o ambiente durante os anos mais impressionáveis da vida. A dificuldade, se não o problema, da criação sem limites é não perceber como a educação molda os hábitos do coração e, ao fazê-lo, alia a propensão genética ao estímulo correto. As forças positivas da hereditariedade nem sempre encontram um ambiente sadio e incentivador. Quando a boa capacidade não é ligada ao ambiente correto, o resultado é, na melhor das hipóteses, inferior ao pleno potencial da criança e, na pior, um desastre geracional. O que os pais podem aprender desse fato? Um pensamento supremo: as crenças que impulsionam seu estilo de criação de filhos afeta as gerações por vir. Essa é outra forma de lembrar você a *começar certo*.

Personalidade

O enérgico Lucas faz tudo causando grande efeito. Ele entra com entusiasmo no ambiente, todo sorrisos, e dá um grande abraço na vovó. Vai pulando até o centro do cômodo e encanta a plateia expectante com uma *performance* improvisada. Por fim, para o *grand finale*, ele se deita no chão e vai rolando até a porta. Quando a mãe o chama para sentar ao lado dela, Lucas chora e, fiel a seu jeito de ser, demonstra um imenso incômodo e resistência. Esse estilo exuberante, "toma lá, dá cá" é sinal de um temperamento difícil ou entramos na área da personalidade? Qual é a diferença?

Vamos analisar. Poucas palavras usadas nas teorias contemporâneas de desenvolvimento infantil são tão ambíguas quanto o termo "personalidade". Ele sugere uma variedade de significados para diferentes teóricos. Todos já ouvimos o ditado "Filho de peixe, peixinho é", sugerindo que a personalidade é herdada e não está sujeita a mudanças. Nem tanto.

Adotaremos uma definição muito simples para fins de continuidade. A personalidade é um composto de três variáveis: hereditariedade, ambiente e temperamento. O temperamento (inato à personalidade humana) se refere às categorias gerais de singularidade, que influenciam muito as percepções e reações da criança. É possível distinguir temperamento de personalidade ao dizer que os traços de temperamento são inatos, ao passo que os de personalidade são resultado da natureza e da criação. A hereditariedade consiste na contribuição da história genética à personalidade. Ambiente, por sua vez, é o que a sociedade acrescenta. Temperamento é a contribuição da própria criança para a equação.

Se estiver confuso, fique tranquilo com esta notícia: a personalidade de seu filho é a última coisa com a qual você precisa se preocupar. Isso porque a personalidade é a soma de todas as influências que moldam a formação de nosso ser. Não é um atributo específico, definido; em vez disso, trata-se da qualidade do comportamento total do indivíduo. É impossível mudar o todo sem mudar as partes, e algumas delas não podem ser modificadas.

Por exemplo, não se pode mudar o temperamento de uma criança mais do que o leopardo conseguiria mudar suas pintas. Você pode entender o temperamento e cooperar com ele, mas não alterá-lo. Não dá para mudar as influências hereditárias sobre seu filho, mas você pode minimizar as propensões negativas, fortalecer as áreas de fraqueza, incentivar os pontos fortes e maximizar as áreas de talento.

A única parte da formação da personalidade sobre a qual você pode exercer enorme influência é na criação do ambiente certo para a educação de seu bebê. A educação causa impactos na personalidade. O ambiente de incentivo da aprendizagem fará toda a diferença do mundo para seu bebê, que logo se tornará uma criança.

Ao falar de educação, referimo-nos ao sentido mais amplo. Isso vai além da aprendizagem nos livros. Aprender e ir à escola não são sinônimos, embora ambos sejam veículos da educação. A maior parte de seu processo de criação de filhos será dedicada à educação de suas crianças em três áreas de importância fundamental na vida, até que elas consigam dominá-las sozinhas: moralidade, saúde e segurança, e habilidades para a vida.

A personalidade de seu filho é muito moldada por seu zelo educacional. Por exemplo, nos primeiros anos da infância, você começa a ensiná-lo a ser bom, gentil, cuidadoso, paciente, generoso e responsável. Também o ajuda a formar hábitos de saúde, como escovar os dentes, tomar banho e cuidar da higiene pessoal. Para destacar essas metas educacionais, há ainda mais educação envolvida, como ensinar a criança a pensar, a fazer julgamentos sensatos, a aplicar a lógica e o raciocínio à vida.

A próxima fase do desenvolvimento de seu bebê amplia todos os fatores de aprendizado que colocam vocês, mãe e pai, no assento do motorista. A boa notícia é que vocês já percorreram um longo caminho. Antes que percebam, a fase de *transição da primeira infância* será algo do passado, mas os alicerces lançados na alimentação, nas atividades da hora de ficar acordado e nos hábitos de sono saudável acompanharão o bebê no próximo grande marco da vida: a fase da criança que anda, conversa e explora o mundo. Felicidades na criação de seu filho!

Índice remissivo

Bibliografia

EZZO, Gary; BUCKNAM, Robert. *On Becoming Pretoddlerwise: Parenting Your 12-18 Month Old*. Sisters: Hawksflight & Associates, 2010.

HORNE, H. H. *Idealism in Education*. New York: The Macmillan Company, 1910.

Conheça outras obras dos autores

Gary Ezzo e Robert Bucknam

- Nana, nenê — 2ª edição ampliada

Compartilhe suas impressões de leitura escrevendo para:
opiniao-do-leitor@mundocristao.com.br
Acesse nosso *site:* www.mundocristao.com.br

Diagramação: Luciana Di Iorio
Preparação: Daila Fanny
Revisão: Sandra Silva
Gráfica: Imprensa da Fé
Fonte: Adobe Caslon
Papel: Offset 63 g/m^2 (miolo)
Cartão 250 g/m^2 (capa)